RÉPUBLIQUE FRANÇAISE

LIBERTÉ — ÉGALITÉ — FRATERNITÉ

PRÉFECTURE DE POLICE

COMMISSION D'HYGIÈNE PUBLIQUE ET DE SALUBRITÉ
DE L'ARRONDISSEMENT DE SAINT-DENIS

RAPPORT

SUR LES

MALADIES ÉPIDÉMIQUES

ET LES

MALADIES VIRULENTES

DANS L'ARRONDISSEMENT DE SAINT-DENIS EN 1888

Suivi de la Statistique des Mariages, des Divorces, des Naissances et des Décès

Par M. le Dr LE ROY DES BARRES

PARIS
IMPRIMERIE CHAIX
SOCIÉTÉ ANONYME
(Succ. B), rue de la Sainte-Chapelle, 5.

1889

RÉPUBLIQUE FRANÇAISE

LIBERTÉ — ÉGALITÉ — FRATERNITÉ

PRÉFECTURE DE POLICE

COMMISSION D'HYGIÈNE PUBLIQUE ET DE SALUBRITÉ
DE L'ARRONDISSEMENT DE SAINT-DENIS

RAPPORT

SUR LES

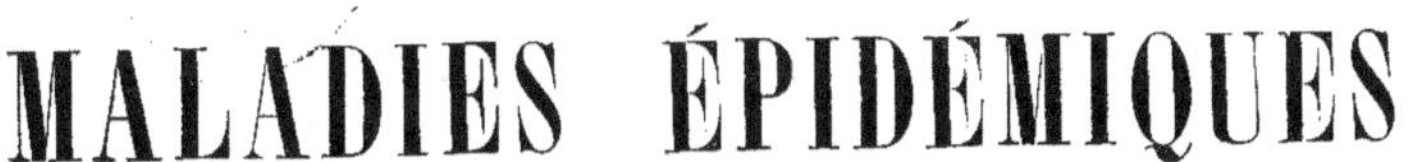

MALADIES ÉPIDÉMIQUES

ET LES

MALADIES VIRULENTES

DANS L'ARRONDISSEMENT DE SAINT-DENIS EN 1888

Suivi de la Statistique des Mariages, des Divorces, des Naissances et des Décès

Par M. le Dr LE ROY DES BARRES

PARIS
IMPRIMERIE CHAIX
SOCIÉTÉ ANONYME
(Succ. B), rue de la Sainte-Chapelle. 5.

1889

RAPPORT

Sur les maladies épidémiques et les maladies virulentes dans l'arrondissement de Saint-Denis en 1888, suivi de la Statistique des Mariages, des Divorces, des Naissances et des Décès (1).

Par M. le Dr LE ROY DES BARRES

I. — *Maladies épidémiques.*

La mortalité générale, en 1888, dans l'arrondissement de Saint-Denis, a été de 8,857 décès, soit de 0.025.1661 pour ses 351,941 habitants (dénombrement de 1886), ou de 25.16 par 1,000 habitants, mortalité la plus faible depuis 1881.

Sur ces 8,857 décès, 889 sont dus à des maladies épidémiques, soit une mortalité, par ces maladies, de 0.002.525 pour l'arrondissement, ou de 2.525 par 1,000 habitants, mortalité un peu plus faible que celle de l'année 1887, mais supérieure encore à celle de l'année 1886.

Le tableau I donne par canton, par commune et par mois la statistique obituaire des maladies épidémiques. On y relève dans le canton de Courbevoie 128 décès, soit 1.62 par 1,000 habitants, mortalité la plus faible depuis 1881; — dans le canton de Neuilly, 225 décès, soit 1.88 par 1,000 habitants, mortalité la plus faible également depuis 1881; — dans le canton de Pantin, 181 décès, soit 3.48 par 1,000 habitants, mortalité plus élevée que celle de l'année 1887; — dans le canton de Saint-Denis, 355 décès, soit 3.48 par 1,000 habitants, mortalité supérieure, comme celle de l'année précédente, à la léthalité de chacune des années 1884, 1885 et 1886.

Les cantons de Saint-Denis et de Pantin ont été éprouvés exactement de la même façon, et ceux de Courbevoie et de Neuilly ont été comparativement épargnés.

La léthalité épidémique des quatre cantons est inférieure au neuvième de la mortalité générale, elle n'est que de $\frac{1}{9.96}$.

(1) Faute de documents suffisants sur la morbidité, ce rapport porte surtout sur la mortalité épidémique.

Quant à leur mortalité par maladies épidémiques, les communes des quatre cantons peuvent être classées dans l'ordre suivant :

Clichy	0.005.198
Bobigny	0.003.746
Pierrefitte.	0.003.729
Boulogne	0.003.124
Dugny	0.003.110
Bagnolet	0.003.030
Ile-Saint-Denis.	0.003.019
Pantin	0.002.869
Puteaux.	0.002.790
Asnières	0.002.769
Noisy-le-Sec.	0.002.483
Pré-Saint-Gervais.	0.002.421
Levallois	0.002.412
La Courneuve.	0.002.398
Colombes.	0.002.392
Saint-Denis	0.002.379
Aubervilliers.	0.002.204
Courbevoie	0.002.196
Saint-Ouen	0.002.102
Bondy	0.001.197
Suresnes	0.001.952
Romainville.	0.001.804
Villetaneuse.	0.001.779
Gennevilliers.	0.001.573
Les Lilas	0.001.511
Le Bourget	0.001.471
Neuilly.	0.001.353
Nanterre	0.001.715
Drancy.	0.000.000
Épinay.	0.000.000
Stains	0.000.000

Trois communes seulement, sur les 31 communes de l'arrondissement, ont été épargnées.

La *diphtérie*, par sa mortalité, est constamment au premier rang de l'échelle comparée des maladies épidémiques (tableau II), elle fournit 352 décès, c'est-à-dire 61 de plus que l'année précédente, et cause, en 1888, plus du tiers des décès $\frac{1}{2.52}$.

La *rougeole* vient encore, cette année, au deuxième rang avec 156 décès, ayant déterminé plus du sixième des décès ($\frac{1}{5.69}$), tandis que la *fièvre typhoïde* n'a fait que 149 victimes, soit le sixième environ des décès ($\frac{1}{5.96}$) seulement; c'est la deuxième fois, depuis 1881, qu'elle figure au troisième rang et, cette année, avec un nombre de décès inférieur à celui de chacune des sept années antérieures.

La *variole*, avec 83 décès, et la *scarlatine*, avec 33 décès, n'ont à elles deux entraîné que le huitième environ des décès ($\frac{1}{7.66}$). En 1888, la variole a fait 41 victimes de moins que l'année précédente et la scarlatine une de plus qu'en 1887.

La *diarrhée cholériforme* a produit 68 décès, c'est-à-dire 25 de moins qu'en 1887, soit exactement le treizième de la mortalité épidémique ($\frac{1}{13}$), et la *coqueluche* 48 décès ou moins du dix-huitième ($\frac{1}{18.5}$) de cette léthalité, avec 30 décès de moins que pendant l'année 1887.

Le tableau II et le graphique II traduisent cette mortalité de la façon suivante :

Diphtérie	352
Rougeole	156
Fièvre typhoïde	149
Variole	83
Diarrhée cholériforme	68
Coqueluche	48
Scarlatine	33
	889

Examinons maintenant les particularités de chacune de ces maladies épidémiques.

ARRONDISSEMENT

TABLEAUX graphiques de la mortalité

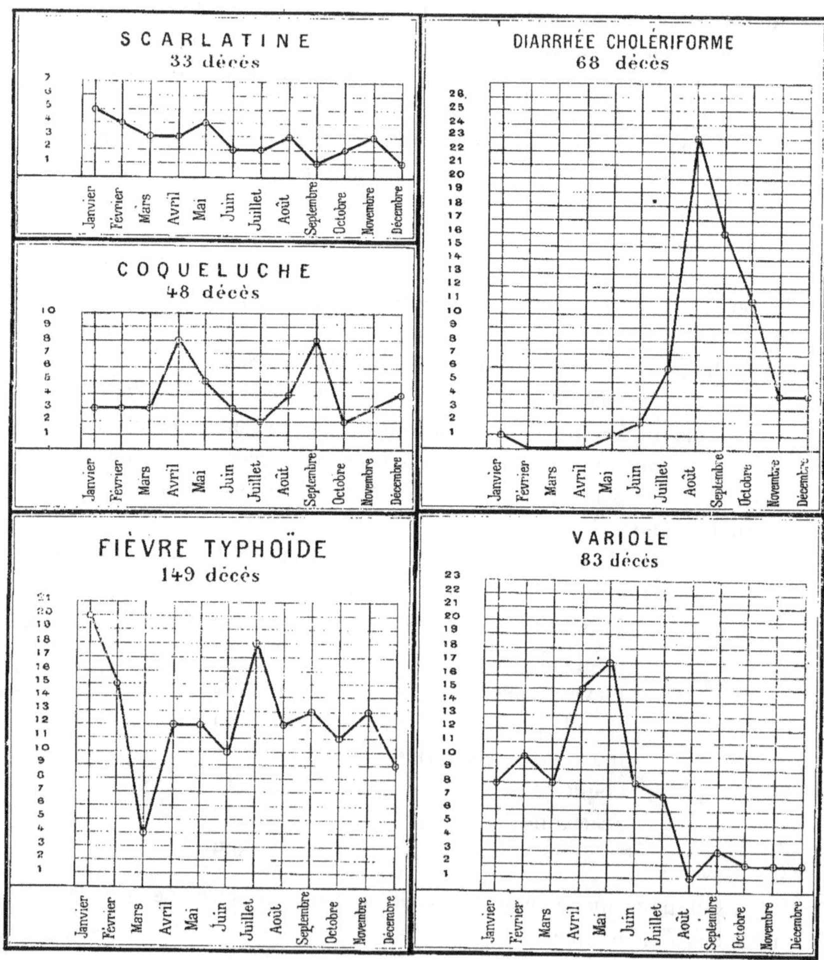

DE SAINT-DENIS

par Maladies épidémiques, en 1888.

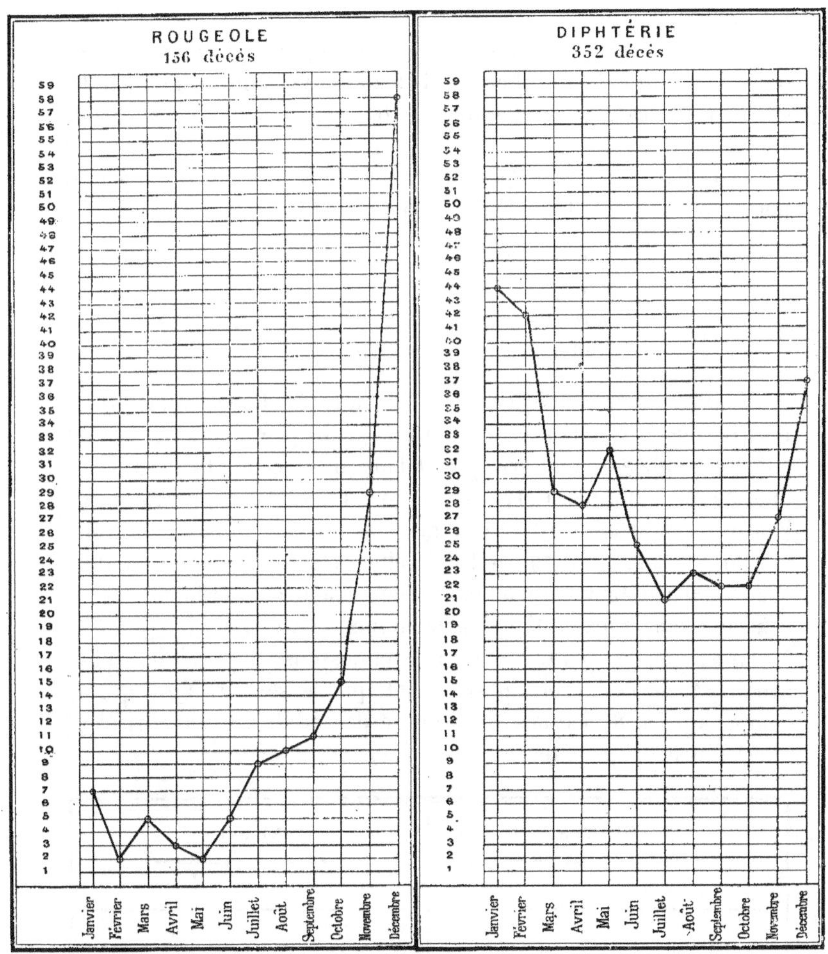

A. — *Diphtérie.*

La diphtérie, en 1888, a fait un plus grand nombre de victimes qu'en 1887, il faut remonter à l'année 1883 pour trouver un chiffre supérieur.

Sur les 352 décès qui sont dus à la diphtérie, 38 ont eu lieu dans le canton de Courbevoie, 112 dans le canton de Neuilly, 51 dans le canton de Pantin et 101 dans le canton de Saint-Denis.

Cette décomposition de la mortalité par canton permet d'établir pour chacun d'eux la léthalité proportionnelle :

Canton de	Courbevoie . . .	1.11	par 1,000	habitants.
—	Neuilly.	0.94	—	—
—	Pantin	0.97	—	—
—	Saint-Denis . . .	0.93	—	—

Comme l'année précédente, le canton de Courbevoie est le plus éprouvé, toutefois sa mortalité s'est un peu abaissée, de 1.21 elle est tombée à 1.11 par 1,000 habitants; celui de Neuilly est un peu plus frappé, 0.94 au lieu de 0.78; dans le canton de Pantin la mortalité est à peu près stationnaire, mais dans celui de Saint-Denis, de 0.49 en 1887, elle s'élève cette année à 0.93 par 1,000 habitants; toutefois, comme l'année précédente, c'est celui des quatre cantons qui a le moins de victimes.

Ainsi que le montre le résumé ci-dessous, le sexe masculin, avec 184 décès, a été plus atteint que le sexe féminin qui ne compte que 168 victimes; le nombre des adultes est moins élevé que l'année précédente.

ADULTES		ENFANTS	
HOMMES	FEMMES	GARÇONS	FILLES
2	3	182	165

La diphtérie a atteint son maximum de mortalité au mois de janvier avec 44 décès, elle en cause 42 en février, tombe à 29 en mars, fait 28 victimes en avril, 32 en mai, puis ne dépasse ce chiffre qu'en décembre où elle détermine 37 décès.

Le plus grand nombre de décès a eu lieu à Saint-Denis où on en compte 59, c'est-à-dire 43 de plus qu'en 1887; viennent ensuite les communes de Clichy avec 50 décès; de Levallois-Perret avec 42; d'Asnières et de Pantin avec chacune 20; de Courbevoie et de Saint-Ouen avec 18 décès chacune; à Colombes on compte 17 décès; à Boulogne et à Aubervilliers 16; au Pré-Saint-Gervais 8; à Suresnes et à Bagnolet 7; aux Lilas 6; à Bondy 5; à Gennevilliers et à Pierrefitte 4; à Nanterre et à l'Ile-Saint-Denis 2; à Bobigny, à La Courneuve et à Dugny 1.

Le Bourget, Drancy, Épinay, Stains et Villetaneuse n'ont eu aucun décès de diphtérie.

Au point de vue de la mortalité proportionnelle, les communes frappées se rangent dans l'ordre suivant :

Pierrefitte	2.48	par 1,000	habitants.
Clichy	1.86	—	—
Ile-Saint-Denis . .	1.81	—	—
Bondy	1.66	—	—
Dugny	1.55	—	—
Bagnolet	1.32	—	—
Asnières.	1.31	—	—
Puteaux.	1.27	—	—
Saint-Denis . . .	1.23	—	—
Colombes	1.19	—	—
Levallois	1.17	—	—
Courbevoie. . . .	1.12	—	—
Pré-Saint-Gervais .	1.07	—	—
Pantin	1.04	—	—
Les Lilas	1.01	—	—
Romainville . . .	0.94	—	—
Suresnes	0.91	—	—

Gennevilliers. . .	0.89 par 1,000 habitants.		
Saint-Ouen. . . .	0.84	—	—
La Courneuve. . .	0.79	—	—
Bobigny.	0.74	—	—
Aubervilliers. . .	0.72	—	—
Boulogne	0.53	—	—
Noisy-le-Sec . . .	0.41	—	—
Nanterre	0.33	—	—
Neuilly.	0.15	—	—

En 1888, la diphtérie a sévi d'une façon cruelle à Saint-Denis; depuis dix-sept ans que nous y exerçons, nous n'avons jamais eu un nombre aussi grand de diphtériques à traiter, jamais non plus cette maladie, depuis 1881, n'a fait dans une année autant de décès :

1881	27 décès.
1882.	31 —
1883.	36 —
1884.	41 —
1885.	40 —
1886.	18 —
1887.	16 —
1888.	59 —

Sur les 59 décès de l'année 1888, on compte 31 garçons et 28 filles, aucun adulte n'a succombé.

La statistique des diphtériques traités à l'hôpital dans notre service, depuis 1882, montre bien aussi qu'il a régné une véritable épidémie à Saint-Denis pendant l'année 1888 :

ANNÉES	NOMBRE DE CAS	NON OPÉRÉS		OPÉRÉS	
		GUÉRIS	DÉCÉDÉS	GUÉRIS	DÉCÉDÉS
1882.	7	3	1	»	3
1883.	7	»	4	»	3
1884.	12	3	2	1	6
1885.	11	2	3	»	6
1886.	4	1	3	»	»
1887.	5	3	2	»	»
1888.	28	3	9	6	10
7 années.	74	15	24	7	28

Nous ferons remarquer : 1° que dans les six années de la période 1882-87, sur 19 opérés un seul a guéri en 1884, soit une moyenne de guérison de 5.26 0/0, et que pendant l'année 1888, la guérison après trachéotomie a été de 37.5 0/0; 2° que pendant cette même période de 1882-87 la guérison a été obtenue sans opération 25 fois 0/0 quand, en 1888, le résultat favorable est de 44 0/0.

L'année 1888 a donc été moins mauvaise, on le voit, pour les diphtériques (croup-diphtérie) traités à l'hôpital de Saint-Denis, résultat que nous attribuons à l'emploi méthodique de vaporisations et de pulvérisations antiseptiques, de l'oxygène en inhalations et dans plusieurs cas à la trachéotomie précoce. L'un de nos internes a, dans sa thèse, mis en valeur les différentes particularités de ce traitement (1).

La recherche du domicile des malades et des décédés nous a appris qu'il a existé à Saint-Denis des foyers de quartier, mais surtout des foyers de maison. Parmi ces foyers, il en est un développé dans une école libre, qu'en notre qualité de délégué cantonal nous avons pu éteindre par le licenciement des élèves

(1) Gonthier. Thèse de Paris 1889: *Étude sur les inhalations d'oxygène dans la diphtérie.*

et la fermeture de cette école enfantine pendant un mois Sur 12 enfants, de 4 à 8 ans, fréquentant une classe de cette école, 4 ont été atteints de diphtérie: 2 ont succombé, 2 ont guéri dont l'un après trachéotomie.

Plusieurs quartiers de la Ville ont été frappés, mais l'extrémité nord du quartier nord-ouest a été particulièrement éprouvée; pendant les mois de novembre et de décembre, sur 15 décès, 12 y ont eu lieu.

Quant à l'âge, il se décompose ainsi dans les 68 cas sur lesquels nous avons pu recueillir des renseignements :

1 an.	2 ans.	3 ans.	4 ans.	5 ans.	6 ans.	7 ans.	10 ans.
7	24	12	12	6	4	2	1

Ainsi, sur ces 68 cas, on trouve 13 enfants seulement audessus de 4 ans, tandis que les 45 autres enfants avaient de 1 à 4 ans.

Sur les malades traités à l'hôpital, on compte 12 garçons et 16 filles.

Dans l'arrondissement de Saint-Denis, les décès sont ainsi répartis par mois :

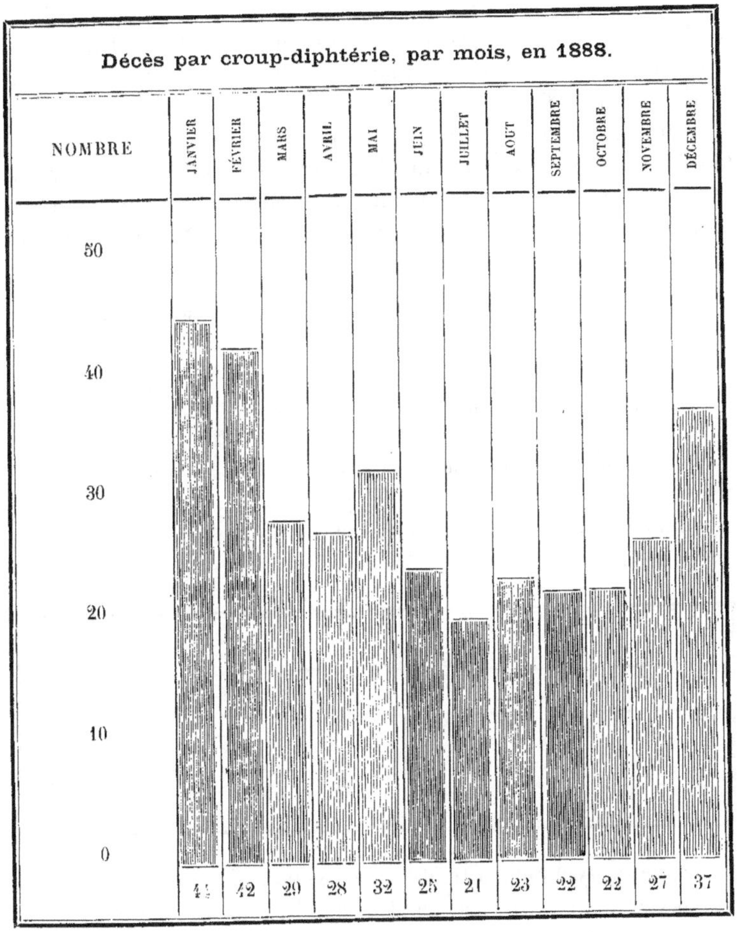

Décès par croup-diphtérie, par mois, en 1888.

NOMBRE	JANVIER	FÉVRIER	MARS	AVRIL	MAI	JUIN	JUILLET	AOUT	SEPTEMBRE	OCTOBRE	NOVEMBRE	DÉCEMBRE
50												
40												
30												
20												
10												
0												
	44	42	29	28	32	25	21	23	22	22	27	37

B. — *Fièvre typhoïde.*

La *fièvre typhoïde* occupe le troisième rang des maladies épidémiques avec 149 décès, toutefois, elle a fait 51 victimes de moins qu'en 1887.

Dans le canton de Courbevoie, 45 décès ont eu lieu, 53 dans le canton de Neuilly, 11 dans le canton de Pantin et 40 dans le canton de Saint-Denis. C'est dans ce dernier canton que la diminution de la mortalité est surtout accusée, elle tombe de 80 (1887) à 40, chiffre égal à celui de 1886 :

Canton de Courbevoie.	0.57	par 1,000	habitants.
— Neuilly	0.45	—	—
— Pantin.	0.21	—	—
— Saint-Denis.	0.39	—	—

Ainsi que le montre le résumé ci-dessous, les adultes, comme de coutume, ont surtout été frappés; quant au sexe, il y a peu de différence à noter : le sexe féminin compte 77 décès et le sexe masculin 72 :

ADULTES		ENFANTS	
HOMMES	FEMMES	GARÇONS	FILLES
60	53	17	19
113		36	

La fièvre typhoïde atteint son maximum de mortalité au mois de janvier avec 20 décès; en février elle fait 20 victimes, 4 en mars, en juillet 18 décès et 9 seulement en décembre; les décès, dans les autres mois, sont à peu près également répartis.

Dans l'arrondissement de Saint-Denis, la mortalité par fièvre typhoïde a été en moyenne de 3.9 par 1,000 habitants; à Saint-

Denis elle n'a été que de 2.7, tandis qu'à Saint-Ouen elle est de 4.2, à Clichy de 3.3, à Levallois-Perret de 3.3, à Neuilly de 4.5, et à Boulogne de 6.3.

Dans les trois communes d'Asnières, de Colombes et de Gennevilliers, habituellement considérées comme soumises à l'influence des irrigations, la mortalité a été de 5.91 pour la première, de 4.20 pour la seconde et de 4.49 pour la troisième. Asnières a eu 9 décès de fièvre typhoïde, Colombes 6, et Gennevilliers 2 seulement.

Nous avons, dans nos rapports antérieurs, fait plusieurs fois remarquer que la mortalité par fièvre typhoïde, relativement faible à Saint-Denis, tenait à la bonne qualité d'eau d'alimentation distribuée dans la ville (eau de puits artésien).

Dans une note lue au Congrès d'hygiène, tenu à Paris en 1889, parmi les maladies épidémiques qu'il a observées dans la Maison de Nanterre (établissement de détention et dépôt de mendicité), le docteur Laugier signale 9 cas de fièvre typhoïde dont 4 terminés par la mort. Quand, avant d'être installé luxueusement, le dépôt était établi à Saint-Denis, dans les conditions en apparence les plus défavorables, ses habitants ne contractaient pas la fièvre typhoïde. Le docteur Feltz, médecin de cet établissement avant son transfert à Nanterre, n'a eu, en quatorze ans, aucun cas de fièvre typhoïde à traiter; mais à Saint-Denis, il ne faut pas l'oublier, l'eau d'alimentation était celle d'un puits artésien, tandis qu'aujourd'hui, à Nanterre, l'eau de boisson est de l'eau de Seine. Ce fait rappelle les observations si probantes publiées par le docteur Régnier (*Archives de méd. milit.*, 1886), sur l'influence de la qualité de l'eau par rapport à la marche de la fièvre typhoïde dans les casernes de sapeurs-pompiers de Paris en 1882, observations déjà visées par M. Ollivier dans ses études d'hygiène sur la fièvre typhoïde à Paris (1).

Les dangers pour l'alimentation d'une eau aussi polluée que celle de la Seine sont tels qu'il faudrait, pour cet usage, renoncer

---

(1) A. Ollivier. *Études d'hygiène publique.* G. Steinheil, 1888.

à son emploi et, en attendant l'époque où l'eau de source pourra être distribuée en quantité suffisante, appliquer dans tous les établissements publics les mesures arrêtées par l'autorité militaire pour la distribution de l'eau de boisson aux troupes.

Signalons qu'aucun décès de fièvre typhoïde n'a été enregistré à Bobigny, à Bondy, à Drancy, aux Lilas, à Romainville, à Dugny, à Épinay, à l'Ile-Saint-Denis et à Stains.

Les eaux consommées dans ces communes sont :

NOMS DES COMMUNES	EAUX CONSOMMÉES
Bobigny.	Eau de pluie emmagasinée dans des citernes.
Bondy	Eau de la Marne depuis 1880.
Drancy	Puits foré à 95 mètres.
Dugny	Puits particuliers.
Épinay	Eau de l'Oise depuis 1888.
Ile-Saint-Denis. . . .	Canalisation d'eau artésienne.
Stains	Puits artésien.

De ces sept communes, aucune ne reçoit aujourd'hui l'eau de Seine pour son alimentation.

En 1888 ont été traités, à l'hôpital de Saint-Denis, 63 malades atteints de fièvre typhoïde, sur lesquels on compte 50 guéris et 13 décédés, soit une mortalité de 20.60 des cas, mortalité très élevée, comparativement à celle des années précédentes, particulièrement eu égard à celle de 1886 qui n'était que de 5.8 0/0.

Dans le tableau suivant, où est résumée la statistique de ces 63 cas, on ne relève aucun décès d'enfant, mais il y a une mortalité très accusée à constater pour le sexe féminin :

1888	ADULTES				ENFANTS			
	SEXE MASCULIN		SEXE FÉMININ		SEXE MASCULIN		SEXE FÉMININ	
	GUÉRISONS	DÉCÈS	GUÉRISONS	DÉCÈS	GUÉRISONS	DÉCÈS	GUÉRISONS	DÉCÈS
Janvier	2	»	»	»	»	»	»	»
Février	4	1	»	»	»	»	1	»
Mars	6	»	3	»	»	»	3	»
Avril	3	»	»	»	»	»	»	»
Mai	1	»	1	»	»	»	»	»
Juin	»	»	1	»	»	»	»	»
Juillet	»	1	»	1	1	»	»	»
Août	3	»	1	»	»	»	»	»
Septembre	4	3	2	2	»	»	»	»
Octobre	6	»	1	»	»	»	»	»
Novembre	1	2	1	2	»	»	»	»
Décembre	4	»	1	»	»	»	»	»
TOTAL	34	7	11	6	1	»	4	»

L'étude du domicile des malades traités à l'hôpital fournit quelques renseignements importants. Sur ces 63 malades, 31, c'est-à-dire près de la moitié, habitaient des quartiers excentriques situés au sud de la ville : 1° *11* la route du Landy, *1* la route de la Révolte, *4* le boulevard Ornano, *2* la rue de la Gare, voies alimentées exclusivement d'eau de Seine; 2° *10* l'avenue de Paris où existe, il est vrai, une double canalisation d'eau de Seine et d'eau artésienne, mais sur ces *10* malades, *8* avaient leur habitation sur le côté droit de la route (côté des numéros impairs), où se trouvent seulement des fontaines d'eau de Seine; c'est aussi le côté de la route nationale de Paris que longe le grand collecteur du Nord, au voisinage duquel a été attribuée à un moment la fréquence des cas de fièvre typhoïde sur cette partie latérale de la route; 3° 2 la route d'Aubervilliers et *1* la rue Voisine, deux voies qui, depuis 1887, reçoivent de l'eau de l'Oise.

Quant aux 32 autres décès, ils ont été disséminés dans les différents points du reste de la ville sans avoir formé de foyer : dans une maison, on a bien constaté 2 cas de fièvre typhoïde, mais il s'agissait du père et de l'un de ses enfants simultanément atteints; un autre domicile est indiqué deux fois aussi, mais dans ce cas on a eu affaire au même malade admis deux fois successivement à l'hôpital pour une fièvre typhoïde à rechute.

La recherche du domicile des personnes qui, à Saint-Denis, ont, pendant l'année, succombé à la fièvre typhoïde, nous apprend aussi que, sur les 13 décès enregistrés, 8 ont été ceux d'habitants de la zone sud de la ville, c'est-à-dire que dans cette zone a eu lieu plus de la moitié de la mortalité typhoïdique, 1.62 0/0.

Dans l'étiologie de la fièvre typhoïde, nous faisons la plus large part à l'eau d'alimentation et nous pensons que, même pour l'avenue de Paris, où passe le collecteur du Nord, c'est à l'eau de Seine qu'il faut, comme pour les autres parties de la Plaine, attribuer la prédominance des cas.

En raison des renseignements statistiques (1) qui établissent depuis plusieurs années la répartition topographique de la fièvre typhoïde dans le quartier de la Plaine, il y a lieu d'y distribuer une eau de bonne qualité et d'en fournir une quantité plus grande pour l'avenue de Paris sur laquelle l'éloignement assez grand des bornes-fontaines d'eau artésienne explique la distribution très caractéristique de cette maladie qui respecte presque complètement un de ses côtés.

Pour assurer par l'eau la prophylaxie de la fièvre typhoïde, il ne suffit pas de se préoccuper seulement de l'eau habituelle d'alimentation, il faudrait encore n'employer dans la fabrication des eaux minérales factices que de l'eau de bonne qualité et cesser de faire usage de la glace recueillie sur des rivières, des canaux, des lacs ou des étangs souillés de matières organiques. La congélation, en effet, ne détruit pas les microbes; Peudden, cité par Sevestre (2), analysant la glace fournie à la ville de New-York, a vu que celle qui provenait de l'Hudson (où se déversent les eaux de différentes villes) était impure et renfermait des micro-organismes surtout abondants dans la glace bulleuse.

(1) Prieur. *La fièvre typhoïde à Saint-Denis.* — Doin, 1885.
(2) Sevestre. *Progrès médical*, août 1889.

C. *Fièvres éruptives.*

Les fièvres éruptives ont causé 272 décès qui se décomposent ainsi :

Rougeole.	156
Scarlatine.	33
Variole.	83
	272

1. ROUGEOLE.

La mortalité de la rougeole est toujours très élevée, elle tient, comme en 1887, le deuxième rang en causant le 5.69 des décès épidémiques.

Dans le premier semestre, la rougeole ne fait que 24 victimes, tandis que dans le deuxième elle tue 132 personnes dont 87 pendant les deux derniers mois.

Sur ces 156 décès, il y en a 75 du sexe masculin et 81 du sexe féminin, sur lesquels une femme de 41 ans.

	SEXE MASCULIN	SEXE FÉMININ	
Enfants de 1 mois à 1 an . .	8	8	
— 1 an à 2 ans . . .	32	33	
— 2 à 4 ans.	32	31	
— 4 à 10 ans	3	7	
— 10 à 15 ans. . . .	»	1	
Adultes.	»	1	
	75	81	= 156

La rougeole demeure toujours une fièvre éruptive particulièrement redoutable pour les enfants au-dessous de 4 ans.

Le canton de Neuilly a été en 1888 très éprouvé; sur les 156 décès dus à la rougeole dans l'arrondissement, on en compte en effet 116 dans ce canton où a existé un véritable foyer épidémique. Ces 116 décès se répartissent de la façon suivante entre les quatre communes de ce canton dont la population est si dense : 40 à Boulogne, 51 à Clichy, 18 à Levallois-Perret et 7 à Neuilly.

Canton de	Courbevoie	13
—	Neuilly	116
—	Pantin	10
—	Saint-Denis	17
		156

Sur les 31 communes de l'arrondissement, 17 n'ont eu aucun décès de rougeole (*V. tableau I.*)

2. SCARLATINE

La scarlatine est au troisième rang des fièvres éruptives et au dernier rang de la mortalité épidémique ; elle a fait un décès de plus qu'en 1887.

Le maximum des décès a eu lieu en janvier où on en constate 5 ; en octobre et en décembre on n'en compte qu'un.

C'est également, comme pour la rougeole, sur le canton de Neuilly que cette fièvre éruptive a sévi le plus ; des 33 décès, 14 ont eu lieu dans les quatre communes qui le composent, dont 2 à Boulogne, 4 à Clichy, 5 à Levallois-Perret et 3 à Neuilly.

Canton de	Courbevoie	5
—	Neuilly	14
—	Pantin	8
—	Saint-Denis	6
		33

Sur ces 33 décès, il y en a 17 du sexe masculin et 16 du sexe féminin.

	SEXE MASCULIN	SEXE FÉMININ	TOTAL
De 1 mois à 1 an.	3	1	4
De 1 à 2 ans.	1	1	2
De 2 à 4 ans.	5	3	8
De 4 à 10 ans	4	5	9
De 10 à 15 ans.	1	3	4
Adultes.	3	3	6
	17	16	33

Parmi les adultes du sexe masculin, figure un vieillard de 87 ans.

3. VARIOLE.

La variole a été moins meurtrière qu'en 1887, mais elle a encore fait 83 victimes. L'influence épidémique de l'année précédente s'est fait sentir jusqu'au mois de juillet; c'est ainsi que sur les 83 décès, on en compte 66 dans les six premiers mois et 17 seulement répartis entre les six derniers.

Les communes de Pantin (20 décès), de Saint-Denis (14 décès) et d'Aubervilliers (13 décès) ont été les plus éprouvées, on y relève plus de la moitié des décès; c'est dans ces trois communes déjà que la variole, en 1887, avait assez cruellement sévi.

Des 36 autres décès, 1 a lieu à Asnières, 3 à Colombes, 6 à Puteaux, 3 à Boulogne, 7 à Clichy, 2 à Levallois-Perret, 2 à Neuilly, 3 à Bobigny, 1 aux Lilas, 3 au Pré-Saint-Gervais, 1 à Romainville, 1 à l'Ile-Saint-Denis, 3 à Saint-Ouen.

Canton de Courbevoie. . . .	10
— Neuilly.	14
— Pantin.	28
— Saint-Denis.	31
	83

Ces décès comprennent 36 individus du sexe masculin et 47 du sexe féminin, parmi lesquels 15 garçons et 20 filles.

Cette mortalité étudiée par groupe d'âge donne les indications suivantes :

Etat des décès par groupes d'âge et de sexe.

	SEXE MASCULIN	SEXE FÉMININ	TOTAL
De 1 jour à 1 an	7	3	10
De 1 à 19 ans	10	21	31
De 20 à 39 ans	13	14	27
De 40 à 59 ans	6	7	13
De 60 ans et au-dessus. . .	»	2	2
	36	47	83

C'est au mois de mai, avec 17 décès, qu'a lieu dans l'arrondissement le maximum de la mortalité.

Dans les trois communes de Pantin, de Saint-Denis et d'Aubervilliers, particulièrement éprouvées, l'épidémie a pris fin en juillet.

MOIS	PANTIN	SAINT-DENIS	AUBERVILLIERS
Janvier	1	1	»
Février	2	2	2
Mars	»	1	4
Avril	5	2	1
Mai	5	3	4
Juin	2	2	2
Juillet	4	1	»
Août	»	»	»
Septembre	»	1	»
Octobre	»	1	»
Novembre	1	»	»
Décembre	»	»	»
TOTAUX.	20	14	13

L'étude de la variole à l'hôpital de Saint-Denis, pendant l'année 1888, fournit quelques renseignements intéressants.

Varioleux traités à l'hôpital de Saint-Denis.

	JANVIER	FÉVRIER	MARS	AVRIL	MAI	JUIN	JUILLET	AOUT	SEPTEMBRE	OCTOBRE	NOVEMBRE	DÉCEMBRE	TOTAL
Saint-Denis. .	8	8	3	5	6	9	6	3	»	»	1	»	49

Les admissions ont été de moins des deux tiers de celles de l'année précédente, où elles s'élevaient à 142.

Ces 49 entrées comprenaient :

ADULTES		ENFANTS	
HOMMES	FEMMES	GARÇONS	FILLES
32	12	2	3
49			

Les 3 décès auxquels, sur 49 cas, la variole a donné lieu indiquent une mortalité de 6.3 0/0 des cas.

Sur ces trois décès, l'un a eu lieu en février, le deuxième en mars et le troisième en mai.

Notons aussi que sur ces 49 entrées dans le service des varioleux on compte deux cas intérieurs : un garçon de pharmacie et une fille de service.

Par rapport au sexe et à l'âge, les cas de variole se décomposent ainsi :

	SEXE MASCULIN	SEXE FÉMININ
1 jour à 1 an. . . .	»	»
1 an à 19 ans . .	8	8
20 à 39 ans.	20	5
40 à 59 ans.	5	1
60 ans et au-dessus .	1	1
	34	15

Dans 13 communes de l'arrondissement sur 31, des séances publiques de vaccination avec le vaccin de génisse ont eu lieu à notre connaissance, mais c'est à Saint-Denis que le service paraît le plus régulièrement organisé, sous la direction de M. Chambon. En 1888 ont été pratiquées à Saint-Denis 1,496 vaccinations ou revaccinations gratuites ; à Neuilly il y a eu quatre séances, deux à Colombes, une à Puteaux, où ont été pratiquées 340 vaccinations ; à Épinay, une séance ; aux Lilas, à Bagnolet et à Romainville, chaque année une génisse est conduite ; à Pantin et à Aubervilliers, une séance.

Si les renseignements que nous avons recueillis sont exacts, et nous avons tout lieu de le croire, il reste. on le voit, encore beaucoup à faire pour rendre certaine la prophylaxie de la variole, car, même dans les communes où le service a fonctionné, les séances en sont trop rares. Aussi voudrions-nous voir une organisation assurant mieux les vaccinations et revaccinations et des séances périodiques fixées comme à Saint-Denis. De telles mesures s'imposent, en attendant le vote de l'obligation de la vaccination, pour réduire au minimum les victimes que fait encore cette maladie évitable.

D. — *Coqueluche.*

A la coqueluche sont dus 48 décès, soit 30 de moins qu'en 1887 :

Canton de	Courbevoie.	7
—	Neuilly.	27
—	Pantin	4
—	Saint-Denis.	10
		48

Les communes particulièrement éprouvées sont Clichy (17 décès), Saint-Denis (7 décès), Suresnes, Boulogne et Neuilly qui ont chacune 4 décès.

Dans les mois d'avril et de septembre la mortalité est relativement élevée, dans chacun de ces mois en effet on compte 8 décès.

Quant à l'âge, ces décès sont ainsi répartis :

	SEXE MASCULIN	SEXE FÉMININ	TOTAL
De 0 à 1 an. . . .	9	3	12
1 à 2 ans . . .	9	13	22
2 à 6 — . . .	3	7	10
Au-dessus de 6 ans .	2	2	4
	23	25	48

Les deux sexes ont été à peu près frappés également.

F. — *Diarrhée cholériforme.*

La diarrhée cholériforme qui pendant les six premiers mois de l'année ne cause que 4 décès, en fait 6 en juillet, 23 en août, 16 en septembre, 11 en octobre, 4 en novembre et en décembre; toutefois cette mortalité est inférieure de 25 à celle de l'année précédente.

La mortalité due à cette maladie est plus accusée toujours sous l'influence de la saison chaude où elle atteint son maximum et pendant laquelle la fermentation du lait se produit avec une si grande facilité. L'ingestion d'un lait ainsi avarié doit donner lieu à une intoxication par résorption des ptomaïnes dans l'intestin.

Canton de Courbevoie.	13
— Neuilly.	19
— Pantin.	16
— Saint-Denis	20
	68

Sur ces 68 décès on compte 66 enfants et deux adultes : l'un de 59 ans et l'autre de 68 ans.

La mortalité a particulièrement diminué dans le canton de Pantin.

	DIARRHÉE CHOLÉRIFORME	
	SEXE MASCULIN	SEXE FÉMININ
Enfants de 0 à 1 mois	3	3
— de 1 à 6 mois	10	11
— de 6 mois à 1 an	9	11
— de 1 an à 2 ans	8	8
— de 2 ans à 15 ans	1	2
Adultes	1	1
	32	36
	68	

Sur cinquante enfants décédés depuis le commencement d'août et pour lesquels le mode d'élevage est connu, 23 avaient été élevés au biberon, 18 au sein et 9 simultanément au sein et au biberon, par conséquent plus de la moitié de ces enfants (1,56) étaient soumis à un allaitement artificiel.

G. — *Tétanos.*

Nous avons enfin à signaler 4 décès dus au tétanos, pour l'un desquels seulement, constaté à l'hôpital de Saint-Denis, nous pouvons donner des renseignements intéressants.

De ces quatre décès, trois ont eu lieu dans le canton de Courbevoie et un dans le canton de Saint-Denis.

CANTON de COURBEVOIE		
	Courbevoie.	Garçon de 15 ans décédé le 12 avril. Mordu six mois auparavant par un chien enragé, ce jeune garçon aurait suivi le traitement antirabique à l'Institut Pasteur.
		Journalier 56 ans.
	Nanterre. . .	Tétanos consécutif à un mal perforant du pied
		Journalier 36 ans.

CANTON de SAINT-DENIS	Saint-Denis.	Journalier 33 ans. Fracture de l'avant-bras compliquée de plaie, décédé à l'hôpital de Saint-Denis.

Le blessé qui, à l'hôpital de Saint-Denis, a succombé au tétanos était entré le 6 octobre 1888, à quatre heures du soir, dans notre service atteint de fractures multiples des côtes gauches, d'une fracture des deux os de l'avant-bras gauche compliquée de plaie et d'une fracture de l'olécrâne, blessures produites dans une chute de 8 à 9 mètres de hauteur, et il mourait de tétanos le 14 octobre dans un lit voisin de celui qu'occupait encore un blessé guéri de tétanos.

Le tétanos chez cet homme paraît avoir été le résultat d'une contagion immédiate et être un fait de plus de transmission interhumaine du tétanos. — L'observation de ce cas de transmissibilité du tétanos par contagion a fait l'objet de la thèse de l'un des anciens internes de l'hôpital (1).

II. — *Maladies virulentes.*

Aucun décès par ces maladies ne figure en 1888 dans les bulletins nécrologiques dressés pour l'arrondissement par les soins de la Préfecture de Police.

III. — *Statistique des mariages, des divorces, des naissances et des décès.*

L'étude de la nuptialité, du divorce, de la natalité et de la mortalité montre que sur 1,000 habitants il y a eu dans l'arrondissement de Saint-Denis :

Mariages	8.72
Divorces.	0.32
Naissances.	27.08
Décès.	25.19

(1) Prévot. *De la transmissibilité du tétanos par contagion.* — Thèse. Paris 1888.

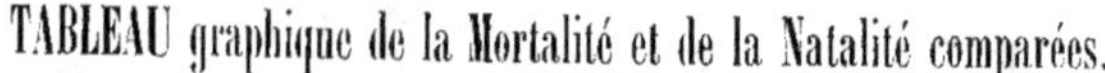

TABLEAU graphique de la Mortalité et de la Natalité comparées.

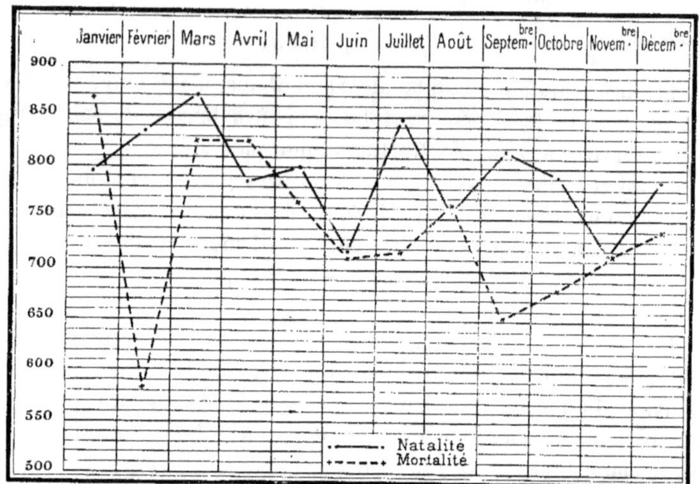

L'excès de naissances sur les décès est un peu moins faible que l'année précédente. — Sur 9,532 naissances, on compte 4,792 garçons et 4,740 filles ; suivant la natalité habituellement observée, les naissances masculines sont un peu plus élevées que les naissances féminines. (*Tabl. III*).

La mortalité est plus faible qu'en 1887 où elle était de 26.99 pour 1,000 habitants avec 9,133 décès. — Sur les 8,857 décès de l'année 1888, on en compte 4,695 du sexe masculin et 4,162 du sexe féminin.

Le maximum de la mortalité a lieu au mois de janvier avec 869 décès et son minimum au mois de février avec 585. (*Tabl. IV*).

Quant aux mariages ils sont en progression légère, au lieu de 8,47 par 1,000 habitants, il y a eu 8,72 (Nuptialité générale).

Le divorce a été prononcé 106 fois, il a été plus fréquent que l'année précédente.

D[r] LE ROY DES BARRES.

TABLEAU I

STATISTIQUE OBITUAIRE

DES

MALADIES ÉPIDÉMIQUES

Année 1888.

Tableau I.

		CANTON DE COURBEVOIE							C^on DE NEUILLY				CANTON DE PANTIN										CANTON DE SAINT-DENIS										
		ASNIÈRES	COLOMBES	COURBEVOIE	GENNEVILLIERS	NANTERRE	PUTEAUX	SURESNES	BOULOGNE	CLICHY	LEVALLOIS	NEUILLY	BAGNOLET	BOBIGNY	BONDY	LE BOURGET	DRANCY	LES LILAS	NOISY-LE-SEC	PANTIN	PRÉ-ST-GERVAIS	ROMAINVILLE	AUBERVILLIERS	LA COURNEUVE	DUGNY	ÉPINAY	ÎLE-SAINT-DENIS	PIERREFITTE	SAINT-DENIS	SAINT-OUEN	STAINS	VILLETANEUSE	TOTAUX
Fièvre typhoïde.	Janvier	[illegible]	[illegible]	[illegible]	[illegible]	[illegible]	[illegible]	[illegible]	[illegible]	[illegible]	[illegible]	[illegible]	[illegible]	[illegible]	[illegible]	[illegible]	[illegible]	[illegible]	[illegible]	[illegible]	[illegible]	[illegible]	[illegible]	[illegible]	[illegible]	[illegible]	[illegible]	[illegible]	[illegible]	[illegible]	[illegible]	[illegible]	20
	Février	[illegible]	[illegible]	[illegible]	[illegible]	[illegible]	[illegible]	[illegible]	[illegible]	[illegible]	[illegible]	[illegible]	[illegible]	[illegible]	[illegible]	[illegible]	[illegible]	[illegible]	[illegible]	[illegible]	[illegible]	[illegible]	[illegible]	[illegible]	[illegible]	[illegible]	[illegible]	[illegible]	[illegible]	[illegible]	[illegible]	[illegible]	15
	Mars	[illegible]	[illegible]	[illegible]	[illegible]	[illegible]	[illegible]	[illegible]	[illegible]	[illegible]	[illegible]	[illegible]	[illegible]	[illegible]	[illegible]	[illegible]	[illegible]	[illegible]	[illegible]	[illegible]	[illegible]	[illegible]	[illegible]	[illegible]	[illegible]	[illegible]	[illegible]	[illegible]	[illegible]	[illegible]	[illegible]	[illegible]	4
	Avril	[illegible]	[illegible]	[illegible]	[illegible]	[illegible]	[illegible]	[illegible]	[illegible]	[illegible]	[illegible]	[illegible]	[illegible]	[illegible]	[illegible]	[illegible]	[illegible]	[illegible]	[illegible]	[illegible]	[illegible]	[illegible]	[illegible]	[illegible]	[illegible]	[illegible]	[illegible]	[illegible]	[illegible]	[illegible]	[illegible]	[illegible]	12
	Mai	[illegible]	[illegible]	[illegible]	[illegible]	[illegible]	[illegible]	[illegible]	[illegible]	[illegible]	[illegible]	[illegible]	[illegible]	[illegible]	[illegible]	[illegible]	[illegible]	[illegible]	[illegible]	[illegible]	[illegible]	[illegible]	[illegible]	[illegible]	[illegible]	[illegible]	[illegible]	[illegible]	[illegible]	[illegible]	[illegible]	[illegible]	12
	Juin	[illegible]	[illegible]	[illegible]	[illegible]	[illegible]	[illegible]	[illegible]	[illegible]	[illegible]	[illegible]	[illegible]	[illegible]	[illegible]	[illegible]	[illegible]	[illegible]	[illegible]	[illegible]	[illegible]	[illegible]	[illegible]	[illegible]	[illegible]	[illegible]	[illegible]	[illegible]	[illegible]	[illegible]	[illegible]	[illegible]	[illegible]	16
	Juillet	[illegible]	[illegible]	[illegible]	[illegible]	[illegible]	[illegible]	[illegible]	[illegible]	[illegible]	[illegible]	[illegible]	[illegible]	[illegible]	[illegible]	[illegible]	[illegible]	[illegible]	[illegible]	[illegible]	[illegible]	[illegible]	[illegible]	[illegible]	[illegible]	[illegible]	[illegible]	[illegible]	[illegible]	[illegible]	[illegible]	[illegible]	18
	Août	[illegible]	[illegible]	[illegible]	[illegible]	[illegible]	[illegible]	[illegible]	[illegible]	[illegible]	[illegible]	[illegible]	[illegible]	[illegible]	[illegible]	[illegible]	[illegible]	[illegible]	[illegible]	[illegible]	[illegible]	[illegible]	[illegible]	[illegible]	[illegible]	[illegible]	[illegible]	[illegible]	[illegible]	[illegible]	[illegible]	[illegible]	14
	Septembre	[illegible]	[illegible]	[illegible]	[illegible]	[illegible]	[illegible]	[illegible]	[illegible]	[illegible]	[illegible]	[illegible]	[illegible]	[illegible]	[illegible]	[illegible]	[illegible]	[illegible]	[illegible]	[illegible]	[illegible]	[illegible]	[illegible]	[illegible]	[illegible]	[illegible]	[illegible]	[illegible]	[illegible]	[illegible]	[illegible]	[illegible]	13
	Octobre	[illegible]	[illegible]	[illegible]	[illegible]	[illegible]	[illegible]	[illegible]	[illegible]	[illegible]	[illegible]	[illegible]	[illegible]	[illegible]	[illegible]	[illegible]	[illegible]	[illegible]	[illegible]	[illegible]	[illegible]	[illegible]	[illegible]	[illegible]	[illegible]	[illegible]	[illegible]	[illegible]	[illegible]	[illegible]	[illegible]	[illegible]	11
	Novembre	[illegible]	[illegible]	[illegible]	[illegible]	[illegible]	[illegible]	[illegible]	[illegible]	[illegible]	[illegible]	[illegible]	[illegible]	[illegible]	[illegible]	[illegible]	[illegible]	[illegible]	[illegible]	[illegible]	[illegible]	[illegible]	[illegible]	[illegible]	[illegible]	[illegible]	[illegible]	[illegible]	[illegible]	[illegible]	[illegible]	[illegible]	13
	Décembre	[illegible]	[illegible]	[illegible]	[illegible]	[illegible]	[illegible]	[illegible]	[illegible]	[illegible]	[illegible]	[illegible]	[illegible]	[illegible]	[illegible]	[illegible]	[illegible]	[illegible]	[illegible]	[illegible]	[illegible]	[illegible]	[illegible]	[illegible]	[illegible]	[illegible]	[illegible]	[illegible]	[illegible]	[illegible]	[illegible]	[illegible]	9
	Totaux	9	6	8	2	1	16	3	19	9	11	12	1	-	-	2		-	3	3	2	-	14	1	-	-		-	13	9	-	-	149
Diphtérie.	Janvier	[illegible]	[illegible]	[illegible]	[illegible]	[illegible]	[illegible]	[illegible]	[illegible]	[illegible]	[illegible]	[illegible]	[illegible]	[illegible]	[illegible]	[illegible]	[illegible]	[illegible]	[illegible]	[illegible]	[illegible]	[illegible]	[illegible]	[illegible]	[illegible]	[illegible]	[illegible]	[illegible]	[illegible]	[illegible]	[illegible]	[illegible]	44
	Février	[illegible]	[illegible]	[illegible]	[illegible]	[illegible]	[illegible]	[illegible]	[illegible]	[illegible]	[illegible]	[illegible]	[illegible]	[illegible]	[illegible]	[illegible]	[illegible]	[illegible]	[illegible]	[illegible]	[illegible]	[illegible]	[illegible]	[illegible]	[illegible]	[illegible]	[illegible]	[illegible]	[illegible]	[illegible]	[illegible]	[illegible]	42
	Mars	[illegible]	[illegible]	[illegible]	[illegible]	[illegible]	[illegible]	[illegible]	[illegible]	[illegible]	[illegible]	[illegible]	[illegible]	[illegible]	[illegible]	[illegible]	[illegible]	[illegible]	[illegible]	[illegible]	[illegible]	[illegible]	[illegible]	[illegible]	[illegible]	[illegible]	[illegible]	[illegible]	[illegible]	[illegible]	[illegible]	[illegible]	29
	Avril	[illegible]	[illegible]	[illegible]	[illegible]	[illegible]	[illegible]	[illegible]	[illegible]	[illegible]	[illegible]	[illegible]	[illegible]	[illegible]	[illegible]	[illegible]	[illegible]	[illegible]	[illegible]	[illegible]	[illegible]	[illegible]	[illegible]	[illegible]	[illegible]	[illegible]	[illegible]	[illegible]	[illegible]	[illegible]	[illegible]	[illegible]	28
	Mai	[illegible]	[illegible]	[illegible]	[illegible]	[illegible]	[illegible]	[illegible]	[illegible]	[illegible]	[illegible]	[illegible]	[illegible]	[illegible]	[illegible]	[illegible]	[illegible]	[illegible]	[illegible]	[illegible]	[illegible]	[illegible]	[illegible]	[illegible]	[illegible]	[illegible]	[illegible]	[illegible]	[illegible]	[illegible]	[illegible]	[illegible]	32
	Juin	[illegible]	[illegible]	[illegible]	[illegible]	[illegible]	[illegible]	[illegible]	[illegible]	[illegible]	[illegible]	[illegible]	[illegible]	[illegible]	[illegible]	[illegible]	[illegible]	[illegible]	[illegible]	[illegible]	[illegible]	[illegible]	[illegible]	[illegible]	[illegible]	[illegible]	[illegible]	[illegible]	[illegible]	[illegible]	[illegible]	[illegible]	25
	Juillet	[illegible]	[illegible]	[illegible]	[illegible]	[illegible]	[illegible]	[illegible]	[illegible]	[illegible]	[illegible]	[illegible]	[illegible]	[illegible]	[illegible]	[illegible]	[illegible]	[illegible]	[illegible]	[illegible]	[illegible]	[illegible]	[illegible]	[illegible]	[illegible]	[illegible]	[illegible]	[illegible]	[illegible]	[illegible]	[illegible]	[illegible]	21
	Août	[illegible]	[illegible]	[illegible]	[illegible]	[illegible]	[illegible]	[illegible]	[illegible]	[illegible]	[illegible]	[illegible]	[illegible]	[illegible]	[illegible]	[illegible]	[illegible]	[illegible]	[illegible]	[illegible]	[illegible]	[illegible]	[illegible]	[illegible]	[illegible]	[illegible]	[illegible]	[illegible]	[illegible]	[illegible]	[illegible]	[illegible]	23
	Septembre	[illegible]	[illegible]	[illegible]	[illegible]	[illegible]	[illegible]	[illegible]	[illegible]	[illegible]	[illegible]	[illegible]	[illegible]	[illegible]	[illegible]	[illegible]	[illegible]	[illegible]	[illegible]	[illegible]	[illegible]	[illegible]	[illegible]	[illegible]	[illegible]	[illegible]	[illegible]	[illegible]	[illegible]	[illegible]	[illegible]	[illegible]	22
	Octobre	[illegible]	[illegible]	[illegible]	[illegible]	[illegible]	[illegible]	[illegible]	[illegible]	[illegible]	[illegible]	[illegible]	[illegible]	[illegible]	[illegible]	[illegible]	[illegible]	[illegible]	[illegible]	[illegible]	[illegible]	[illegible]	[illegible]	[illegible]	[illegible]	[illegible]	[illegible]	[illegible]	[illegible]	[illegible]	[illegible]	[illegible]	22
	Novembre	[illegible]	[illegible]	[illegible]	[illegible]	[illegible]	[illegible]	[illegible]	[illegible]	[illegible]	[illegible]	[illegible]	[illegible]	[illegible]	[illegible]	[illegible]	[illegible]	[illegible]	[illegible]	[illegible]	[illegible]	[illegible]	[illegible]	[illegible]	[illegible]	[illegible]	[illegible]	[illegible]	[illegible]	[illegible]	[illegible]	[illegible]	27
	Décembre	[illegible]	[illegible]	[illegible]	[illegible]	[illegible]	[illegible]	[illegible]	[illegible]	[illegible]	[illegible]	[illegible]	[illegible]	[illegible]	[illegible]	[illegible]	[illegible]	[illegible]	[illegible]	[illegible]	[illegible]	[illegible]	[illegible]	[illegible]	[illegible]	[illegible]	[illegible]	[illegible]	[illegible]	[illegible]	[illegible]	[illegible]	37
	Totaux	20	17	18	5	2	20	7	16	50	42	4	7	1	5	-	-	6	2	20	8	2	16	1	1		2	4	50	18	-	-	352
Diarrhée cholériforme.	Janvier	[illegible]	[illegible]	[illegible]	[illegible]	[illegible]	[illegible]	[illegible]	[illegible]	[illegible]	[illegible]	[illegible]	[illegible]	[illegible]	[illegible]	[illegible]	[illegible]	[illegible]	[illegible]	[illegible]	[illegible]	[illegible]	[illegible]	[illegible]	[illegible]	[illegible]	[illegible]	[illegible]	[illegible]	[illegible]	[illegible]	[illegible]	1
	Février	[illegible]	[illegible]	[illegible]	[illegible]	[illegible]	[illegible]	[illegible]	[illegible]	[illegible]	[illegible]	[illegible]	[illegible]	[illegible]	[illegible]	[illegible]	[illegible]	[illegible]	[illegible]	[illegible]	[illegible]	[illegible]	[illegible]	[illegible]	[illegible]	[illegible]	[illegible]	[illegible]	[illegible]	[illegible]	[illegible]	[illegible]	-
	Mars	[illegible]	[illegible]	[illegible]	[illegible]	[illegible]	[illegible]	[illegible]	[illegible]	[illegible]	[illegible]	[illegible]	[illegible]	[illegible]	[illegible]	[illegible]	[illegible]	[illegible]	[illegible]	[illegible]	[illegible]	[illegible]	[illegible]	[illegible]	[illegible]	[illegible]	[illegible]	[illegible]	[illegible]	[illegible]	[illegible]	[illegible]	-
	Avril	[illegible]	[illegible]	[illegible]	[illegible]	[illegible]	[illegible]	[illegible]	[illegible]	[illegible]	[illegible]	[illegible]	[illegible]	[illegible]	[illegible]	[illegible]	[illegible]	[illegible]	[illegible]	[illegible]	[illegible]	[illegible]	[illegible]	[illegible]	[illegible]	[illegible]	[illegible]	[illegible]	[illegible]	[illegible]	[illegible]	[illegible]	-
	Mai	[illegible]	[illegible]	[illegible]	[illegible]	[illegible]	[illegible]	[illegible]	[illegible]	[illegible]	[illegible]	[illegible]	[illegible]	[illegible]	[illegible]	[illegible]	[illegible]	[illegible]	[illegible]	[illegible]	[illegible]	[illegible]	[illegible]	[illegible]	[illegible]	[illegible]	[illegible]	[illegible]	[illegible]	[illegible]	[illegible]	[illegible]	1
	Juin	[illegible]	[illegible]	[illegible]	[illegible]	[illegible]	[illegible]	[illegible]	[illegible]	[illegible]	[illegible]	[illegible]	[illegible]	[illegible]	[illegible]	[illegible]	[illegible]	[illegible]	[illegible]	[illegible]	[illegible]	[illegible]	[illegible]	[illegible]	[illegible]	[illegible]	[illegible]	[illegible]	[illegible]	[illegible]	[illegible]	[illegible]	-
	Juillet	[illegible]	[illegible]	[illegible]	[illegible]	[illegible]	[illegible]	[illegible]	[illegible]	[illegible]	[illegible]	[illegible]	[illegible]	[illegible]	[illegible]	[illegible]	[illegible]	[illegible]	[illegible]	[illegible]	[illegible]	[illegible]	[illegible]	[illegible]	[illegible]	[illegible]	[illegible]	[illegible]	[illegible]	[illegible]	[illegible]	[illegible]	6
	Août	[illegible]	[illegible]	[illegible]	[illegible]	[illegible]	[illegible]	[illegible]	[illegible]	[illegible]	[illegible]	[illegible]	[illegible]	[illegible]	[illegible]	[illegible]	[illegible]	[illegible]	[illegible]	[illegible]	[illegible]	[illegible]	[illegible]	[illegible]	[illegible]	[illegible]	[illegible]	[illegible]	[illegible]	[illegible]	[illegible]	[illegible]	23
	Septembre	[illegible]	[illegible]	[illegible]	[illegible]	[illegible]	[illegible]	[illegible]	[illegible]	[illegible]	[illegible]	[illegible]	[illegible]	[illegible]	[illegible]	[illegible]	[illegible]	[illegible]	[illegible]	[illegible]	[illegible]	[illegible]	[illegible]	[illegible]	[illegible]	[illegible]	[illegible]	[illegible]	[illegible]	[illegible]	[illegible]	[illegible]	16
	Octobre	[illegible]	[illegible]	[illegible]	[illegible]	[illegible]	[illegible]	[illegible]	[illegible]	[illegible]	[illegible]	[illegible]	[illegible]	[illegible]	[illegible]	[illegible]	[illegible]	[illegible]	[illegible]	[illegible]	[illegible]	[illegible]	[illegible]	[illegible]	[illegible]	[illegible]	[illegible]	[illegible]	[illegible]	[illegible]	[illegible]	[illegible]	11
	Novembre	[illegible]	[illegible]	[illegible]	[illegible]	[illegible]	[illegible]	[illegible]	[illegible]	[illegible]	[illegible]	[illegible]	[illegible]	[illegible]	[illegible]	[illegible]	[illegible]	[illegible]	[illegible]	[illegible]	[illegible]	[illegible]	[illegible]	[illegible]	[illegible]	[illegible]	[illegible]	[illegible]	[illegible]	[illegible]	[illegible]	[illegible]	4
	Décembre	[illegible]	[illegible]	[illegible]	[illegible]	[illegible]	[illegible]	[illegible]	[illegible]	[illegible]	[illegible]	[illegible]	[illegible]	[illegible]	[illegible]	[illegible]	[illegible]	[illegible]	[illegible]	[illegible]	[illegible]	[illegible]	[illegible]	[illegible]	[illegible]	[illegible]	[illegible]	[illegible]	[illegible]	[illegible]	[illegible]	[illegible]	4
	Totaux	5		5	1		2	-	10	1	4	4	5	1	1	1	-	3	-	4		1	3	-	1	-	1	-	10	5	-	-	68

		CANTON DE COURBEVOIE							Cᵒⁿ DE NEUILLY				CANTON DE PANTIN										CANTON DE SAINT-DENIS										
		ASNIÈRES	COLOMBES	COURBEVOIE	GENNEVILLIERS	NANTERRE	PUTEAUX	SURESNES	BOULOGNE	CLICHY	LEVALLOIS	NEUILLY	BAGNOLET	BOBIGNY	BONDY	LE BOURGET	DRANCY	LES LILAS	NOISY-LE-SEC	PANTIN	PRÉ-SAINT-GERVAIS	ROMAINVILLE	AUBERVILLIERS	LA COURNEUVE	DUGNY	ÉPINAY	ÎLE-SAINT-DENIS	PIERREFITTE	SAINT-DENIS	SAINT-OUEN	STAINS	VILLETANEUSE	TOTAUX
Variole.	Janvier	[illegible]	[illegible]	[illegible]	[illegible]	[illegible]	[illegible]	[illegible]	[illegible]	[illegible]	[illegible]	[illegible]	[illegible]	[illegible]	[illegible]	[illegible]	[illegible]	[illegible]	[illegible]	[illegible]	[illegible]	[illegible]	[illegible]	[illegible]	[illegible]	[illegible]	[illegible]	[illegible]	[illegible]	[illegible]	[illegible]	[illegible]	[illegible]
	Février	[illegible]	[illegible]	[illegible]	[illegible]	[illegible]	[illegible]	[illegible]	[illegible]	[illegible]	[illegible]	[illegible]	[illegible]	[illegible]	[illegible]	[illegible]	[illegible]	[illegible]	[illegible]	[illegible]	[illegible]	[illegible]	[illegible]	[illegible]	[illegible]	[illegible]	[illegible]	[illegible]	[illegible]	[illegible]	[illegible]	[illegible]	[illegible]
	Mars	[illegible]	[illegible]	[illegible]	[illegible]	[illegible]	[illegible]	[illegible]	[illegible]	[illegible]	[illegible]	[illegible]	[illegible]	[illegible]	[illegible]	[illegible]	[illegible]	[illegible]	[illegible]	[illegible]	[illegible]	[illegible]	[illegible]	[illegible]	[illegible]	[illegible]	[illegible]	[illegible]	[illegible]	[illegible]	[illegible]	[illegible]	[illegible]
	Avril	[illegible]	[illegible]	[illegible]	[illegible]	[illegible]	[illegible]	[illegible]	[illegible]	[illegible]	[illegible]	[illegible]	[illegible]	[illegible]	[illegible]	[illegible]	[illegible]	[illegible]	[illegible]	[illegible]	[illegible]	[illegible]	[illegible]	[illegible]	[illegible]	[illegible]	[illegible]	[illegible]	[illegible]	[illegible]	[illegible]	[illegible]	[illegible]
	Mai	[illegible]	[illegible]	[illegible]	[illegible]	[illegible]	[illegible]	[illegible]	[illegible]	[illegible]	[illegible]	[illegible]	[illegible]	[illegible]	[illegible]	[illegible]	[illegible]	[illegible]	[illegible]	[illegible]	[illegible]	[illegible]	[illegible]	[illegible]	[illegible]	[illegible]	[illegible]	[illegible]	[illegible]	[illegible]	[illegible]	[illegible]	[illegible]
	Juin	[illegible]	[illegible]	[illegible]	[illegible]	[illegible]	[illegible]	[illegible]	[illegible]	[illegible]	[illegible]	[illegible]	[illegible]	[illegible]	[illegible]	[illegible]	[illegible]	[illegible]	[illegible]	[illegible]	[illegible]	[illegible]	[illegible]	[illegible]	[illegible]	[illegible]	[illegible]	[illegible]	[illegible]	[illegible]	[illegible]	[illegible]	[illegible]
	Juillet	[illegible]	[illegible]	[illegible]	[illegible]	[illegible]	[illegible]	[illegible]	[illegible]	[illegible]	[illegible]	[illegible]	[illegible]	[illegible]	[illegible]	[illegible]	[illegible]	[illegible]	[illegible]	[illegible]	[illegible]	[illegible]	[illegible]	[illegible]	[illegible]	[illegible]	[illegible]	[illegible]	[illegible]	[illegible]	[illegible]	[illegible]	[illegible]
	Août	[illegible]	[illegible]	[illegible]	[illegible]	[illegible]	[illegible]	[illegible]	[illegible]	[illegible]	[illegible]	[illegible]	[illegible]	[illegible]	[illegible]	[illegible]	[illegible]	[illegible]	[illegible]	[illegible]	[illegible]	[illegible]	[illegible]	[illegible]	[illegible]	[illegible]	[illegible]	[illegible]	[illegible]	[illegible]	[illegible]	[illegible]	[illegible]
	Septembre	[illegible]	[illegible]	[illegible]	[illegible]	[illegible]	[illegible]	[illegible]	[illegible]	[illegible]	[illegible]	[illegible]	[illegible]	[illegible]	[illegible]	[illegible]	[illegible]	[illegible]	[illegible]	[illegible]	[illegible]	[illegible]	[illegible]	[illegible]	[illegible]	[illegible]	[illegible]	[illegible]	[illegible]	[illegible]	[illegible]	[illegible]	[illegible]
	Octobre	[illegible]	[illegible]	[illegible]	[illegible]	[illegible]	[illegible]	[illegible]	[illegible]	[illegible]	[illegible]	[illegible]	[illegible]	[illegible]	[illegible]	[illegible]	[illegible]	[illegible]	[illegible]	[illegible]	[illegible]	[illegible]	[illegible]	[illegible]	[illegible]	[illegible]	[illegible]	[illegible]	[illegible]	[illegible]	[illegible]	[illegible]	[illegible]
	Novembre	[illegible]	[illegible]	[illegible]	[illegible]	[illegible]	[illegible]	[illegible]	[illegible]	[illegible]	[illegible]	[illegible]	[illegible]	[illegible]	[illegible]	[illegible]	[illegible]	[illegible]	[illegible]	[illegible]	[illegible]	[illegible]	[illegible]	[illegible]	[illegible]	[illegible]	[illegible]	[illegible]	[illegible]	[illegible]	[illegible]	[illegible]	[illegible]
	Décembre	[illegible]	[illegible]	[illegible]	[illegible]	[illegible]	[illegible]	[illegible]	[illegible]	[illegible]	[illegible]	[illegible]	[illegible]	[illegible]	[illegible]	[illegible]	[illegible]	[illegible]	[illegible]	[illegible]	[illegible]	[illegible]	[illegible]	[illegible]	[illegible]	[illegible]	[illegible]	[illegible]	[illegible]	[illegible]	[illegible]	[illegible]	[illegible]
	Totaux	1	3	»	2	»	6	»	3	7	2	»	»	3	»	»	»	»	1	20	3	1	13	»	»	»	1	»	14	3	»	»	83
Rougeole.	Janvier	[illegible]	[illegible]	[illegible]	[illegible]	[illegible]	[illegible]	[illegible]	[illegible]	[illegible]	[illegible]	[illegible]	[illegible]	[illegible]	[illegible]	[illegible]	[illegible]	[illegible]	[illegible]	[illegible]	[illegible]	[illegible]	[illegible]	[illegible]	[illegible]	[illegible]	[illegible]	[illegible]	[illegible]	[illegible]	[illegible]	[illegible]	[illegible]
	Février	[illegible]	[illegible]	[illegible]	[illegible]	[illegible]	[illegible]	[illegible]	[illegible]	[illegible]	[illegible]	[illegible]	[illegible]	[illegible]	[illegible]	[illegible]	[illegible]	[illegible]	[illegible]	[illegible]	[illegible]	[illegible]	[illegible]	[illegible]	[illegible]	[illegible]	[illegible]	[illegible]	[illegible]	[illegible]	[illegible]	[illegible]	[illegible]
	Mars	[illegible]	[illegible]	[illegible]	[illegible]	[illegible]	[illegible]	[illegible]	[illegible]	[illegible]	[illegible]	[illegible]	[illegible]	[illegible]	[illegible]	[illegible]	[illegible]	[illegible]	[illegible]	[illegible]	[illegible]	[illegible]	[illegible]	[illegible]	[illegible]	[illegible]	[illegible]	[illegible]	[illegible]	[illegible]	[illegible]	[illegible]	[illegible]
	Avril	[illegible]	[illegible]	[illegible]	[illegible]	[illegible]	[illegible]	[illegible]	[illegible]	[illegible]	[illegible]	[illegible]	[illegible]	[illegible]	[illegible]	[illegible]	[illegible]	[illegible]	[illegible]	[illegible]	[illegible]	[illegible]	[illegible]	[illegible]	[illegible]	[illegible]	[illegible]	[illegible]	[illegible]	[illegible]	[illegible]	[illegible]	[illegible]
	Mai	[illegible]	[illegible]	[illegible]	[illegible]	[illegible]	[illegible]	[illegible]	[illegible]	[illegible]	[illegible]	[illegible]	[illegible]	[illegible]	[illegible]	[illegible]	[illegible]	[illegible]	[illegible]	[illegible]	[illegible]	[illegible]	[illegible]	[illegible]	[illegible]	[illegible]	[illegible]	[illegible]	[illegible]	[illegible]	[illegible]	[illegible]	[illegible]
	Juin	[illegible]	[illegible]	[illegible]	[illegible]	[illegible]	[illegible]	[illegible]	[illegible]	[illegible]	[illegible]	[illegible]	[illegible]	[illegible]	[illegible]	[illegible]	[illegible]	[illegible]	[illegible]	[illegible]	[illegible]	[illegible]	[illegible]	[illegible]	[illegible]	[illegible]	[illegible]	[illegible]	[illegible]	[illegible]	[illegible]	[illegible]	[illegible]
	Juillet	[illegible]	[illegible]	[illegible]	[illegible]	[illegible]	[illegible]	[illegible]	[illegible]	[illegible]	[illegible]	[illegible]	[illegible]	[illegible]	[illegible]	[illegible]	[illegible]	[illegible]	[illegible]	[illegible]	[illegible]	[illegible]	[illegible]	[illegible]	[illegible]	[illegible]	[illegible]	[illegible]	[illegible]	[illegible]	[illegible]	[illegible]	[illegible]
	Août	[illegible]	[illegible]	[illegible]	[illegible]	[illegible]	[illegible]	[illegible]	[illegible]	[illegible]	[illegible]	[illegible]	[illegible]	[illegible]	[illegible]	[illegible]	[illegible]	[illegible]	[illegible]	[illegible]	[illegible]	[illegible]	[illegible]	[illegible]	[illegible]	[illegible]	[illegible]	[illegible]	[illegible]	[illegible]	[illegible]	[illegible]	[illegible]
	Septembre	[illegible]	[illegible]	[illegible]	[illegible]	[illegible]	[illegible]	[illegible]	[illegible]	[illegible]	[illegible]	[illegible]	[illegible]	[illegible]	[illegible]	[illegible]	[illegible]	[illegible]	[illegible]	[illegible]	[illegible]	[illegible]	[illegible]	[illegible]	[illegible]	[illegible]	[illegible]	[illegible]	[illegible]	[illegible]	[illegible]	[illegible]	[illegible]
	Octobre	[illegible]	[illegible]	[illegible]	[illegible]	[illegible]	[illegible]	[illegible]	[illegible]	[illegible]	[illegible]	[illegible]	[illegible]	[illegible]	[illegible]	[illegible]	[illegible]	[illegible]	[illegible]	[illegible]	[illegible]	[illegible]	[illegible]	[illegible]	[illegible]	[illegible]	[illegible]	[illegible]	[illegible]	[illegible]	[illegible]	[illegible]	[illegible]
	Novembre	[illegible]	[illegible]	[illegible]	[illegible]	[illegible]	[illegible]	[illegible]	[illegible]	[illegible]	[illegible]	[illegible]	[illegible]	[illegible]	[illegible]	[illegible]	[illegible]	[illegible]	[illegible]	[illegible]	[illegible]	[illegible]	[illegible]	[illegible]	[illegible]	[illegible]	[illegible]	[illegible]	[illegible]	[illegible]	[illegible]	[illegible]	[illegible]
	Décembre	[illegible]	[illegible]	[illegible]	[illegible]	[illegible]	[illegible]	[illegible]	[illegible]	[illegible]	[illegible]	[illegible]	[illegible]	[illegible]	[illegible]	[illegible]	[illegible]	[illegible]	[illegible]	[illegible]	[illegible]	[illegible]	[illegible]	[illegible]	[illegible]	[illegible]	[illegible]	[illegible]	[illegible]	[illegible]	[illegible]	[illegible]	[illegible]
	Totaux	4	5	3	»	»		1	40	51	18	7	1	»	»	»	»	»	6	3	»	»	2	»	»	»	»	»	14	1	»	»	156
Scarlatine	Janvier	[illegible]	[illegible]	[illegible]	[illegible]	[illegible]	[illegible]	[illegible]	[illegible]	[illegible]	[illegible]	[illegible]	[illegible]	[illegible]	[illegible]	[illegible]	[illegible]	[illegible]	[illegible]	[illegible]	[illegible]	[illegible]	[illegible]	[illegible]	[illegible]	[illegible]	[illegible]	[illegible]	[illegible]	[illegible]	[illegible]	[illegible]	[illegible]
	Février	[illegible]	[illegible]	[illegible]	[illegible]	[illegible]	[illegible]	[illegible]	[illegible]	[illegible]	[illegible]	[illegible]	[illegible]	[illegible]	[illegible]	[illegible]	[illegible]	[illegible]	[illegible]	[illegible]	[illegible]	[illegible]	[illegible]	[illegible]	[illegible]	[illegible]	[illegible]	[illegible]	[illegible]	[illegible]	[illegible]	[illegible]	[illegible]
	Mars	[illegible]	[illegible]	[illegible]	[illegible]	[illegible]	[illegible]	[illegible]	[illegible]	[illegible]	[illegible]	[illegible]	[illegible]	[illegible]	[illegible]	[illegible]	[illegible]	[illegible]	[illegible]	[illegible]	[illegible]	[illegible]	[illegible]	[illegible]	[illegible]	[illegible]	[illegible]	[illegible]	[illegible]	[illegible]	[illegible]	[illegible]	[illegible]
	Avril	[illegible]	[illegible]	[illegible]	[illegible]	[illegible]	[illegible]	[illegible]	[illegible]	[illegible]	[illegible]	[illegible]	[illegible]	[illegible]	[illegible]	[illegible]	[illegible]	[illegible]	[illegible]	[illegible]	[illegible]	[illegible]	[illegible]	[illegible]	[illegible]	[illegible]	[illegible]	[illegible]	[illegible]	[illegible]	[illegible]	[illegible]	[illegible]
	Mai	[illegible]	[illegible]	[illegible]	[illegible]	[illegible]	[illegible]	[illegible]	[illegible]	[illegible]	[illegible]	[illegible]	[illegible]	[illegible]	[illegible]	[illegible]	[illegible]	[illegible]	[illegible]	[illegible]	[illegible]	[illegible]	[illegible]	[illegible]	[illegible]	[illegible]	[illegible]	[illegible]	[illegible]	[illegible]	[illegible]	[illegible]	[illegible]
	Juin	[illegible]	[illegible]	[illegible]	[illegible]	[illegible]	[illegible]	[illegible]	[illegible]	[illegible]	[illegible]	[illegible]	[illegible]	[illegible]	[illegible]	[illegible]	[illegible]	[illegible]	[illegible]	[illegible]	[illegible]	[illegible]	[illegible]	[illegible]	[illegible]	[illegible]	[illegible]	[illegible]	[illegible]	[illegible]	[illegible]	[illegible]	[illegible]
	Juillet	[illegible]	[illegible]	[illegible]	[illegible]	[illegible]	[illegible]	[illegible]	[illegible]	[illegible]	[illegible]	[illegible]	[illegible]	[illegible]	[illegible]	[illegible]	[illegible]	[illegible]	[illegible]	[illegible]	[illegible]	[illegible]	[illegible]	[illegible]	[illegible]	[illegible]	[illegible]	[illegible]	[illegible]	[illegible]	[illegible]	[illegible]	[illegible]
	Août	[illegible]	[illegible]	[illegible]	[illegible]	[illegible]	[illegible]	[illegible]	[illegible]	[illegible]	[illegible]	[illegible]	[illegible]	[illegible]	[illegible]	[illegible]	[illegible]	[illegible]	[illegible]	[illegible]	[illegible]	[illegible]	[illegible]	[illegible]	[illegible]	[illegible]	[illegible]	[illegible]	[illegible]	[illegible]	[illegible]	[illegible]	[illegible]
	Septembre	[illegible]	[illegible]	[illegible]	[illegible]	[illegible]	[illegible]	[illegible]	[illegible]	[illegible]	[illegible]	[illegible]	[illegible]	[illegible]	[illegible]	[illegible]	[illegible]	[illegible]	[illegible]	[illegible]	[illegible]	[illegible]	[illegible]	[illegible]	[illegible]	[illegible]	[illegible]	[illegible]	[illegible]	[illegible]	[illegible]	[illegible]	[illegible]
	Octobre	[illegible]	[illegible]	[illegible]	[illegible]	[illegible]	[illegible]	[illegible]	[illegible]	[illegible]	[illegible]	[illegible]	[illegible]	[illegible]	[illegible]	[illegible]	[illegible]	[illegible]	[illegible]	[illegible]	[illegible]	[illegible]	[illegible]	[illegible]	[illegible]	[illegible]	[illegible]	[illegible]	[illegible]	[illegible]	[illegible]	[illegible]	[illegible]
	Novembre	[illegible]	[illegible]	[illegible]	[illegible]	[illegible]	[illegible]	[illegible]	[illegible]	[illegible]	[illegible]	[illegible]	[illegible]	[illegible]	[illegible]	[illegible]	[illegible]	[illegible]	[illegible]	[illegible]	[illegible]	[illegible]	[illegible]	[illegible]	[illegible]	[illegible]	[illegible]	[illegible]	[illegible]	[illegible]	[illegible]	[illegible]	[illegible]
	Décembre	[illegible]	[illegible]	[illegible]	[illegible]	[illegible]	[illegible]	[illegible]	[illegible]	[illegible]	[illegible]	[illegible]	[illegible]	[illegible]	[illegible]	[illegible]	[illegible]	[illegible]	[illegible]	[illegible]	[illegible]	[illegible]	[illegible]	[illegible]	[illegible]	[illegible]	[illegible]	[illegible]	[illegible]	[illegible]	[illegible]	[illegible]	[illegible]
	Totaux	3	2	»	»	»	»	»	2	4	5	3	4	»	»	»	»	»	»	3	5	»	1	1	»	»	1	»	1	2	»	»	33

		Canton de Courbevoie							Ct de Neuilly			
		Asnières	Colombes	Courbevoie	Gennevilliers	Nanterre	Puteaux	Suresnes	Boulogne	Clichy	Levallois	Neuilly
Coqueluche.	Janvier	[illegible]	[illegible]	[illegible]	[illegible]	[illegible]	[illegible]	[illegible]	[illegible]	[illegible]	[illegible]	[illegible]
	Février	[illegible]	[illegible]	[illegible]	[illegible]	[illegible]	[illegible]	[illegible]	[illegible]	[illegible]	[illegible]	[illegible]
	Mars	[illegible]	[illegible]	[illegible]	[illegible]	[illegible]	[illegible]	[illegible]	[illegible]	[illegible]	[illegible]	[illegible]
	Avril	[illegible]	[illegible]	[illegible]	[illegible]	[illegible]	[illegible]	[illegible]	[illegible]	[illegible]	[illegible]	[illegible]
	Mai	[illegible]	[illegible]	[illegible]	[illegible]	[illegible]	[illegible]	[illegible]	[illegible]	[illegible]	[illegible]	[illegible]
	Juin	[illegible]	[illegible]	[illegible]	[illegible]	[illegible]	[illegible]	[illegible]	[illegible]	[illegible]	[illegible]	[illegible]
	Juillet	[illegible]	[illegible]	[illegible]	[illegible]	[illegible]	[illegible]	[illegible]	[illegible]	[illegible]	[illegible]	[illegible]
	Août	[illegible]	[illegible]	[illegible]	[illegible]	[illegible]	[illegible]	[illegible]	[illegible]	[illegible]	[illegible]	[illegible]
	Septembre	[illegible]	[illegible]	[illegible]	[illegible]	[illegible]	[illegible]	[illegible]	[illegible]	[illegible]	[illegible]	[illegible]
	Octobre	[illegible]	[illegible]	[illegible]	[illegible]	[illegible]	[illegible]	[illegible]	[illegible]	[illegible]	[illegible]	[illegible]
	Novembre	[illegible]	[illegible]	[illegible]	[illegible]	[illegible]	[illegible]	[illegible]	[illegible]	[illegible]	[illegible]	[illegible]
	Décembre	[illegible]	[illegible]	[illegible]	[illegible]	[illegible]	[illegible]	[illegible]	[illegible]	[illegible]	[illegible]	[illegible]
	Totaux.		1	1		1		4	5	17	2	4
	Totaux généraux.	52	34	35	7	5	44	15	94	139	8	36
		128							228			

		Canton de Pantin										Canton de Saint-Denis										
		Bagnolet	Bobigny	Bondy	Le Bourget	Drancy	Les Lilas	Noisy-le-Sec	Pantin	Pré-St-Gervais	Romainville	Aubervilliers	La Courneuve	Dugny	Épinay	Île-Saint-Denis	Pierrefitte	Saint-Denis	Saint-Ouen	Stains	Villetaneuse	Totaux
Coqueluche.	Janvier	[illegible]	[illegible]	[illegible]	[illegible]	[illegible]	[illegible]	[illegible]	[illegible]	[illegible]	[illegible]	[illegible]	[illegible]	[illegible]	[illegible]	[illegible]	[illegible]	[illegible]	[illegible]	[illegible]	[illegible]	[illegible]
	Février	[illegible]	[illegible]	[illegible]	[illegible]	[illegible]	[illegible]	[illegible]	[illegible]	[illegible]	[illegible]	[illegible]	[illegible]	[illegible]	[illegible]	[illegible]	[illegible]	[illegible]	[illegible]	[illegible]	[illegible]	[illegible]
	Mars	[illegible]	[illegible]	[illegible]	[illegible]	[illegible]	[illegible]	[illegible]	[illegible]	[illegible]	[illegible]	[illegible]	[illegible]	[illegible]	[illegible]	[illegible]	[illegible]	[illegible]	[illegible]	[illegible]	[illegible]	[illegible]
	Avril	[illegible]	[illegible]	[illegible]	[illegible]	[illegible]	[illegible]	[illegible]	[illegible]	[illegible]	[illegible]	[illegible]	[illegible]	[illegible]	[illegible]	[illegible]	[illegible]	[illegible]	[illegible]	[illegible]	[illegible]	[illegible]
	Mai	[illegible]	[illegible]	[illegible]	[illegible]	[illegible]	[illegible]	[illegible]	[illegible]	[illegible]	[illegible]	[illegible]	[illegible]	[illegible]	[illegible]	[illegible]	[illegible]	[illegible]	[illegible]	[illegible]	[illegible]	[illegible]
	Juin	[illegible]	[illegible]	[illegible]	[illegible]	[illegible]	[illegible]	[illegible]	[illegible]	[illegible]	[illegible]	[illegible]	[illegible]	[illegible]	[illegible]	[illegible]	[illegible]	[illegible]	[illegible]	[illegible]	[illegible]	[illegible]
	Juillet	[illegible]	[illegible]	[illegible]	[illegible]	[illegible]	[illegible]	[illegible]	[illegible]	[illegible]	[illegible]	[illegible]	[illegible]	[illegible]	[illegible]	[illegible]	[illegible]	[illegible]	[illegible]	[illegible]	[illegible]	[illegible]
	Août	[illegible]	[illegible]	[illegible]	[illegible]	[illegible]	[illegible]	[illegible]	[illegible]	[illegible]	[illegible]	[illegible]	[illegible]	[illegible]	[illegible]	[illegible]	[illegible]	[illegible]	[illegible]	[illegible]	[illegible]	[illegible]
	Septembre	[illegible]	[illegible]	[illegible]	[illegible]	[illegible]	[illegible]	[illegible]	[illegible]	[illegible]	[illegible]	[illegible]	[illegible]	[illegible]	[illegible]	[illegible]	[illegible]	[illegible]	[illegible]	[illegible]	[illegible]	[illegible]
	Octobre	[illegible]	[illegible]	[illegible]	[illegible]	[illegible]	[illegible]	[illegible]	[illegible]	[illegible]	[illegible]	[illegible]	[illegible]	[illegible]	[illegible]	[illegible]	[illegible]	[illegible]	[illegible]	[illegible]	[illegible]	[illegible]
	Novembre	[illegible]	[illegible]	[illegible]	[illegible]	[illegible]	[illegible]	[illegible]	[illegible]	[illegible]	[illegible]	[illegible]	[illegible]	[illegible]	[illegible]	[illegible]	[illegible]	[illegible]	[illegible]	[illegible]	[illegible]	[illegible]
	Décembre	[illegible]	[illegible]	[illegible]	[illegible]	[illegible]	[illegible]	[illegible]	[illegible]	[illegible]	[illegible]	[illegible]	[illegible]	[illegible]	[illegible]	[illegible]	[illegible]	[illegible]	[illegible]	[illegible]	[illegible]	[illegible]
	Totaux.	1							2	1								3	7			48
	Totaux généraux.	16	5	6	3		9	12	55	18	4	43	4	2		5	6	115	45	8	1	889
		181										333										

TABLEAU II. ANNÉE 1888.

MALADIES ÉPIDÉMIQUES	Canton de Courbevoie: Asnières	Colombes	Courbevoie	Gennevilliers	Nanterre	Puteaux	Suresnes	Cne de Neuilly: Boulogne	Clichy	Levallois-Perret	Neuilly
Diphtérie	20	17	8	1	2	20	7	16	50	12	4
Fièvre typhoïde	9	6	8	2	1	16	3	19	9	13	12
Rougeole	4	5	3			»	1	50	51	18	7
Variole	1	3			»	6		3	7	2	2
Scarlatine	3	2						2	4	5	3
Coqueluche	»	1	1		1	»	1	4	17	2	4
Diarrhée cholériforme	»		5	1		2		10	1	4	4
	42	34	35	7	4	44	15	94	39	80	36
	128							227			

MALADIES ÉPIDÉMIQUES	Canton de Pantin: Bagnolet	Bobigny	Bondy	Le Bourget	Drancy	Les Lilas	Noisy-le-Sec	Pantin	Pré-Saint-Gervais	Romainville	Canton de Saint-Denis: Aubervilliers	La Courneuve	Dugny	Épinay	Ile-Saint-Denis	Pierrefitte	Saint-Denis	Saint-Ouen	Stains	Villetaneuse	TOTAL GÉNÉRAL
Diphtérie	7	1	5		»	4	2	20	8	2	16	1	1	»	2	1	50	18			352
Fièvre typhoïde	1			2			3	3	2		11	1	»			2	13	9		1	140
Rougeole	1	»	»		»		6	3			2	»		»	»		14	1	»		156
Variole	»	3	»	»		»	1	20	3	1	13	»	»	»	1		14	3	»	»	81
Scarlatine	1	»		»		»	»	3	4		1	1			1		1	2	2	»	33
Coqueluche	1	»		»	»	»	»	2	1	»	»		»	»		»	3	7	»		48
Diarrhée cholériforme	5	1	1	1	»	3	»	4	»	1	3		1	»	1		10	5	»	»	78
	16	5	6	3		9	12	55	18	4	31	3	2	»	3	6	114	45	»	1	899
	181										333										

TABLEAU III. ANNÉE 1888. NAISSANCES

	Janvier M.	Janvier F.	Février M.	Février F.	Mars M.	Mars F.	Avril M.	Avril F.	Mai M.	Mai F.	Juin M.	Juin F.	Juillet M.	Juillet F.	Août M.	Août F.	Septembre M.	Septembre F.	Octobre M.	Octobre F.	Novembre M.	Novembre F.	Décembre M.	Décembre F.	Totaux M.	Totaux F.	Arrondissement de SAINT-DENIS	
CANTON DE COURBEVOIE																												2.079
Asnières	19	19	12	20	22	21	12	17	11	15	12	12	19	20	18	15	16	27	17	21	13	13	11	10	185	219	Total : 404	
Colombes	11	10	12	10	15	14	10	10	15	21	12	12	17	13	20	18	10	15	14	17	18	13	23	13	177	166	— 343	
Courbevoie	11	15	25	11	21	15	20	17	14	10	11	13	12	18	14	17	14	21	14	16	13	15	14	17	183	190	— 373	
Gennevilliers	4	3	8	7	6	8	3	3	5	4	6	3	6	3	7	8	6	3	7	11	3	3	5	8	67	68	— 135	
Nanterre	4	6	4	9	9	4	7	11	4	3	8	4	9	2	6	4	8	4	6	3	7	6	4	2	70	58	— 128	
Puteaux	18	20	28	17	26	25	14	22	20	19	15	14	27	26	20	17	20	17	20	22	18	12	20	10	260	230	— 490	
Suresnes	10	8	11	12	7	7	8	9	12	7	5	11	10	9	7	8	7	5	11	8	5	1	13	12	106	100	— 206	
CANTON DE NEUILLY																												3.008
Boulogne	31	30	28	36	13	20	30	37	14	33	35	28	34	27	30	27	24	39	40	36	25	33	32	27	395	377	— 772	
Clichy	35	39	42	43	35	36	33	31	42	33	24	29	32	32	32	35	32	39	41	28	20	34	37	38	418	438	— 856	
Levallois	41	36	38	29	37	32	50	25	40	42	50	31	37	39	43	38	41	40	41	46	42	42	31	49	480	463	— 943	
Neuilly	15	15	13	17	25	16	14	20	22	25	19	17	23	20	15	19	13	22	19	16	12	17	20	18	214	223	— 437	
CANTON DE PANTIN																												1.514
Bagnolet	9	4	1	8	4	6	3	6	3	4	6	5	4	9	5	7	2	6	2	5	1	6	5	7	42	73	— 115	
Bobigny	2	3	1	»	2	1	3	2	»	1	4	3	2	2	3	»	2	»	1	1	»	1	4	6	22	20	— 42	
Bondy	3	3	6	10	4	3	1	6	1	2	8	1	4	»	5	9	3	5	4	5	5	3	3	2	46	51	— 97	
Le Bourget	3	4	5	3	»	6	2	1	3	1	4	1	3	1	2	3	»	3	4	4	8	3	1	2	35	32	— 67	
Drancy	»	2	2	»	4	2	1	1	1	2	2	1	1	»	3	1	»	2	3	3	1	1	1	2	19	17	— 36	
Les Lilas	9	6	3	13	7	6	10	5	2	6	3	5	4	8	9	5	8	4	3	3	2	5	5	7	67	73	— 140	
Noisy-le-Sec	2	8	6	8	7	4	7	4	7	3	9	9	5	6	6	7	6	3	6	3	3	10	9	9	75	72	— 147	
Pantin	21	38	24	30	35	25	29	25	26	26	17	17	26	25	24	20	30	23	29	28	26	26	26	24	313	322	— 635	
Pré-Saint-Gervais	8	6	9	12	7	7	4	3	6	12	9	12	8	7	10	5	7	16	3	8	5	7	7	8	83	103	— 185	
Romainville	»	1	2	3	1	1	2	1	1	»	1	2	3	1	4	1	»	»	3	2	4	3	3	»	24	25	— 49	
CANTON DE SAINT-DENIS																												2.930
Aubervilliers	24	41	26	31	35	28	34	27	30	30	31	33	32	33	26	30	40	27	33	25	25	27	35	23	372	358	— 730	
La Courneuve	3	»	1	2	1	3	1	2	2	4	3	3	2	1	2	»	»	4	6	1	1	2	4	3	26	25	— 51	
Dugny	»	»	1	1	»	»	1	»	1	2	»	4	»	1	»	»	1	»	»	1	1	»	1	2	6	11	— 17	
Epinay	3	2	»	4	3	1	3	1	1	1	3	3	3	3	1	3	3	1	3	1	»	1	»	»	25	25	— 50	
Ile-Saint-Denis	1	1	2	3	3	1	2	1	3	»	2	2	3	1	2	2	2	»	3	1	3	»	»	3	27	18	— 45	
Pierrefitte	1	1	2	1	1	2	»	1	3	2	1	2	3	2	3	»	2	5	2	3	1	»	»	»	19	19	— 38	
Saint-Denis	58	62	62	72	81	65	61	58	73	55	55	45	62	58	44	47	58	62	42	70	72	50	62	47	694	651	— 1.345	
Saint-Ouen	25	31	28	15	30	24	29	29	25	25	26	16	26	37	21	26	28	20	20	22	13	28	23	14	294	283	— 577	
Stains	3	1	4	»	3	3	5	1	1	1	3	2	3	2	3	3	4	4	3	1	4	3	2	2	39	23	— 62	
Villetaneuse	»	»	»	2	2	1	»	1	»	»	»	1	1	»	1	»	1	»	»	1	3	4	»	»	8	7	— 15	
	375	421	409	427	472	398	401	378	408	395	376	344	426	424	388	371	390	427	370	363	395	370	406	383	4.792	4.740		9.532

M. 4792 }
F. 4740 } 9.532

TABLEAU IV.

DÉCÈS PAR COMMUNE PAR AGE ET PAR SEXE.

1888 COMMUNES	Masc. De 0 à 5 ans.	Masc. De 5 à 15 ans.	Masc. De 15 à 25 ans.	Masc. De 25 à 40 ans.	Masc. De 40 à 60 ans.	Masc. De 60 ans et au-dessus.	TOTAL	Fém. De 0 à 5 ans.	Fém. De 5 à 15 ans.	Fém. De 15 à 25 ans.	Fém. De 25 à 40 ans.	Fém. De 40 à 60 ans.	Fém. De 60 ans et au-dessus.	TOTAL	TOTAL GÉNÉRAL
CANTON DE COURBEVOIE															
Asnières	57	4	7	25	50	35	178	48	7	14	22	23	45	159	337
Colombes	66	4	4	21	40	45	180	44	9	7	21	29	48	158	338
Courbevoie	64	3	11	12	37	50	179	71	7	17	17	25	52	189	368
Gennevilliers	17	4	2	7	11	13	54	20	»	1	4	6	15	46	102
Nanterre	21	2	13	28	177	198	439	23	3	4	10	30	118	198	637
Puteaux	84	4	7	18	36	35	184	71	12	10	26	36	52	210	394
Suresnes	44	2	4	12	23	18	103	29	5	6	10	11	27	88	191
CANTON DE NEUILLY															
Boulogne	165	17	16	38	81	89	406	162	8	23	41	48	117	399	805
Clichy	213	10	15	17	62	79	386	210	10	23	39	42	17	390	760
Levallois-Perret	162	7	23	53	91	92	428	123	5	26	38	53	125	372	800
Neuilly	61	3	18	25	73	86	270	61	11	16	26	49	111	274	544
CANTON DE PANTIN															
Bagnolet	21	1	1	4	11	8	46	17	1	1	4	3	18	44	90
Bobigny	1	»	»	2	1	2	6	4	1	1	»	3	1	10	16
Bondy	18	»	3	2	6	1	30	14	2	2	7	7	7	39	70
Le Bourget	10	1	1	1	6	6	25	9	3	1	1	1	3	18	43
Drancy	8	»	»	»	»	»	8	3	»	1	1	2	2	9	17
Les Lilas	20	»	3	8	17	18	66	25	1	2	7	8	20	63	129
Noisy-le-Sec	26	3	1	2	10	9	51	12	1	2	6	2	21	44	95
Pantin	81	3	12	34	50	37	219	84	11	11	18	25	34	183	402
Pré-Saint-Gervais	41	4	5	9	16	11	83	32	3	1	6	13	13	68	151
Romainville	9	2	2	2	4	6	23	9	»	2	2	3	15	33	56
CANTON DE SAINT-DENIS															
Aubervilliers	141	9	11	32	80	31	304	146	8	17	25	35	33	264	568
La Courneuve	9	»	»	1	3	2	18	9	»	1	1	2	4	17	35
Dugny	4	»	»	»	3	»	7	1	»	»	3	»	»	4	11
Épinay	7	»	»	2	9	2	21	1	»	2	2	4	14	29	50
Île-Saint-Denis	8	1	2	3	9	6	29	5	2	1	1	3	5	17	46
Pierrefitte	6	»	1	3	4	8	22	7	»	1	3	2	6	19	41
Saint-Denis	318	29	34	77	110	89	657	254	17	38	70	71	132	582	1,239
Saint-Ouen	110	13	15	28	44	23	233	112	9	14	15	32	49	231	464
Stains	7	»	»	6	2	7	22	3	»	»	3	3	6	15	37
Villetaneuse	»	1	»	2	1	»	4	1	»	»	»	»	2	3	7
TOTAUX	1,802	130	211	508	1,067	977	4,695	1,613	115	245	429	584	1,116	4,162	8,857

TOTAL GÉNÉRAL PAR MOIS.

	Masculins.	Féminins.	Totaux.
Janvier	428	441	869
Février	326	259	585
Mars	460	366	826
Avril	432	395	827
Mai	403	360	763
Juin	371	342	713
Juillet	376	344	720
Août	420	341	761
Septembre	436	318	754
Octobre	351	329	680
Novembre	408	307	715
Décembre	384	360	744
	4,695	4,162	8,857

TABLEAU V

MARIAGES.

1888	Janvier.	Février.	Mars.	Avril.	Mai.	Juin.	Juillet.	Août.	Septembre.	Octobre.	Novembre.	Décembre.	Total.	Arrondissement de Saint-Denis année 1888
CANTON DE COURBEVOIE														
Asnières	3	8	9	10	11	18	10	13	21	14	10	16	143	
Colombes	10	7	3	9	10	9	5	11	9	11	10	13	107	
Courbevoie	7	8	4	11	11	12	13	7	13	18	6	13	123	
Gennevilliers	1	2	1	5	4	4	3	5	5	2	2	7	41	671
Nanterre	2	2	3	1	4	2	6	3	3	9	4	4	43	
Puteaux	10	13	8	14	11	11	13	14	13	8	13	17	145	
Suresnes	3	7	5	3	3	4	10	10	4	10	8	5	72	
CANTON DE NEUILLY														
Boulogne	20	21	9	28	31	31	27	27	37	29	26	20	306	
Clichy	15	19	18	13	23	23	21	10	22	13	14	22	213	1.080
Levallois	29	22	19	25	42	23	26	28	41	26	22	31	334	
Neuilly	23	16	16	29	24	21	17	10	12	20	19	20	227	
CANTON DE PANTIN														
Bagnolet	2	1	2	2	2	1	4	»	4	2	5	6	31	
Bobigny	1	1	1	»	1	1	1	1	3	6	»	2	18	
Bondy	»	3	1	1	»	2	»	2	4	5	2	5	25	
Le Bourget	»	2	2	1	1	3	3	2	2	»	»	1	17	
Drancy	1	1	1	»	»	1	»	»	»	2	1	»	7	428
Les Lilas	3	3	4	2	1	4	3	2	2	5	2	6	37	
Noisy-le-Sec	2	3	3	3	4	»	»	4	2	5	5	2	33	
Pantin	12	19	13	11	19	16	12	7	19	17	17	14	176	
Pré-Saint-Gervais	4	4	2	3	10	8	8	7	3	8	7	7	71	
Romainville	3	2	»	1	»	1	»	»	1	2	2	1	13	
CANTON DE SAINT-DENIS														
Aubervilliers	14	16	26	9	19	23	12	13	20	22	21	15	210	
La Courneuve	1	»	»	3	1	1	»	1	2	2	»	1	12	
Dugny	»	1	»	»	»	»	»	»	2	»	1	»	4	
Epinay	4	»	4	2	1	3	1	2	4	4	1	»	26	
Ile-Saint-Denis	1	1	2	2	2	3	»	»	3	3	2	2	21	890
Pierrefitte	»	»	»	»	»	»	»	2	2	3	»	2	9	
Saint-Denis	30	32	25	32	34	46	28	27	40	45	34	41	414	
Saint-Ouen	9	16	12	13	12	12	10	21	18	9	18	17	167	
Stains	1	2	»	1	1	2	»	4	3	4	2	2	22	
Villetaneuse	»	»	»	»	1	»	»	»	1	1	1	1	5	
	211	232	193	234	283	285	233	233	315	305	255	293	3.072	3.072

TABLEAU VI

DIVORCES

TABLEAU VI. ANNÉE 1888 DIVORCES

ARRONDISSEMENT DE SAINT-DENIS	CANTON DE COURBEVOIE							Cne DE NEUILLY				CANTON DE PANTIN										CANTON DE SAINT-DENIS										TOTAUX
	ASNIÈRES	COLOMBES	COURBEVOIE	GENNEVILLIERS	NANTERRE	PUTEAUX	SURESNES	BOULOGNE	CLICHY	LEVALLOIS	NEUILLY	BAGNOLET	BOBIGNY	BONDY	LE BOURGET	DRANCY	LES LILAS	NOISY-LE-SEC	PANTIN	PRÉ-SAINT-GERVAIS	ROMAINVILLE	AUBERVILLIERS	LA COURNEUVE	DUGNY	ÉPINAY	ILE-SAINT-DENIS	PIERREFITTE	SAINT-DENIS	SAINT-OUEN	STAINS	VILLETANEUSE	
Janvier	1		1						1	3																						6
Février										1	3																					4
Mars			1						2	1	1								1													6
Avril	1		1					1	2	1	3						1				1	1						4	1	1		18
Mai	1		2			1		3	1																			3		1		12
Juin	1		2					1		1	2		1						1									2				11
Juillet	1	1						1	4	1	2								1			1						1				13
Août	2							1	1		3								1													8
Septembre			1	1					1																							3
Octobre	1		1				1	1	1	1	2	1					1															10
Novembre			1					2		1		1										1			1			2				9
Décembre			1			1			1									1	1										1			6
Totaux	8	1	11	1		2	1	10	14	10	16	2	1				2	1	5		1	3			1			12	2	2		106
	24							50				12										20										

www.ingramcontent.com/pod-product-compliance
Lightning Source LLC
LaVergne TN
LVHW050502160826
845677LV00003B/889